とてもヘイセイではいられない

——健康と平和をもとめて

中川 順一　著

JN196990

諏訪書房新書

はじめに

昭和に生まれて28年経ったある日、今日から平成だぞと言われた。変な元号だと思っていたが、いつの間にか馴染んで28年経ったある日、再来年から元号を変えるぞと言われた。前回はもちろん、今回もまた、そのネーミングを決める国家の中枢に参画することができない庶民としては、ただひたすら、密室で「ゲートウェイ元年」とかに決まらないよう、安倍の「安」が使われたりしないよう祈るだけの日々。

国家の中枢ではない庶民にも、日常の喜怒哀楽はある。そんな思いで身のまわり3メートルの範囲のことを縷々書き綴ったコラムを、ブログもＳＮＳもなかった31歳の時から周囲に書き綴って送っていたら、とうとう還暦も近くなった。書いた原稿をＰＲ誌や月刊誌のコラムに使いまわし、誰に頼まれたわけでもないが、書き溜めた原稿は何度か冊子にした。そして今回、平成が終わる前にまたまとめたのが本書である。

「地平かに天成る」の平成は、阪神・淡路大震災や東日本大震災に見舞われ、バブル経済が弾けオウム事件も起きた。そんな中、庶民であるワタクシはひたすら日々の健康と平和を願い、聞きかじりの健康法を三日坊主で実践してきた。昨日の続きの今日、今日の続きの明日のはずだが、気がつくと体重も腹まわりも大きくなっている。振り返って統計や記録を眺めれば、あの時からそうだったじゃないかと思う。「この表やグラフから予測するに、この後は確実にこうなってしまう」などと考えると、とてもヘイセイではいられない。

統計や記録をとっていても、改善と見直しが行われるかというとそうでもない。昨日の続きの今日、今日の続きの明日で、気がつくと健康と平和を脅かす状態にますます入り込んでいる。しかしそれでも、どんな統計も記録も、忖度や改竄をせず正しく残さなければならない。どんなものでも残さなければ、庶民の歴史は残らないからこんなものも残しておくというのが、本書をまとめた理由である。健康と平和のために書いたものであるから、いたって人畜無害であると、あらかじめ申し上げておく。

目次

コラム

『月刊ＢＯＳＳ』２０１８年６月号から２０１９年６月号、『サンクローバー』２０１３年12月（第12号）から２０１９年５月（第33号）、『のらこみ』２０１２年11月（第１００号）から２０１８年12月（第１１０号）の掲載分を加筆修正し収録した。

白い恋人たち

脅し文句

隠れて吸っていた高校生の頃のタバコには「健康のため吸いすぎに注意しましょう」とやさしく書いてあった。平成になって「あなたの健康を損なうおそれがあるので吸いすぎに注意しましょう」に変わり、10年以上前のある日、「喫煙は、あなたにとって肺がんの原因の一つとなります。疫学的な推計によると、喫煙者は肺がんにより死亡する危険性が非喫煙者に比べて約2倍から4倍高くなります」という文言に変わった。すごいことになったと思った。コンビニで売っているシュークリームの袋に「健康のため食べすぎに注意しましょう」と書いてあったら親切だが、「デブになるおそれがある」と書いてあれば余計なお世話であり、「糖尿病で目が見えなくなる確率が5倍」とあれば立派な脅しだ。そして、脅しに屈してタバコをやめた。

昭和の頃は喫煙者天国であった。テレビに出てくる大人たちはみなタバコを吸っていて、格好良いと思ったから真似た。当時すでにタバコの害は語られていたが、タバコを吸うことの意味も大いに語られた。ストレス解消、気分転換、折れたタバコの吸い殻であなたのウソがわかるなど。

しかし今や、タバコを吸うことは無意味どころか百害あって一利なし、死して屍拾うものなしと言われている。にも拘わらず、いまだに禁煙できないという人は多い。それはなぜか。おそらく、苦しさを克服した勇気ある禁煙者たちが、世の中でそれほど尊敬されていないからではないか。

先日も、なかなか禁煙できないという同世代の男に向かって、俺は禁煙を成し遂げたと自慢してみた。禁煙がいかに辛かったか、自分との約束を守り抜いた俺はいかに立派だったかを語ったが、先方の反応は鈍い。ちっとも羨ましがらない。羨ましがられなければ自慢したことにならない。

確かに、禁煙に成功したぜと自慢している相手が風采上がらぬポッコリお腹の中年であ

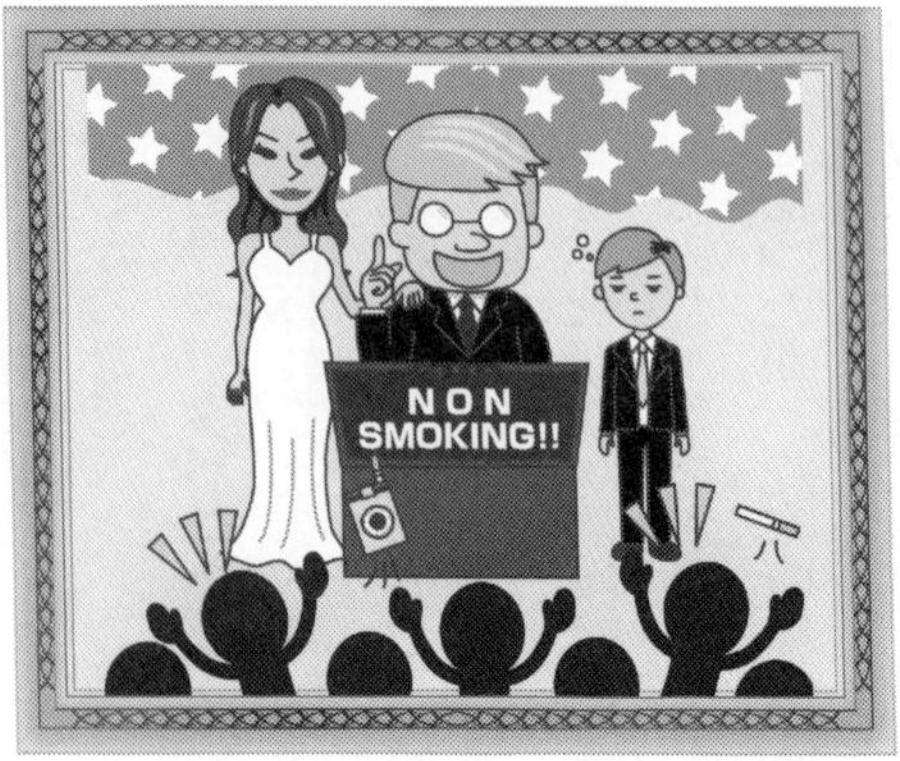

れば、何も羨む必要はない。禁煙した人間が急に若い女にモテだしたり、ゴルフが上達したりすれば、中年男はこぞって禁煙するであろう。それが無理でも、最低限、世の女たちは禁煙を達成した中年男を大切にすべきである。

タバコをやめれば金が儲かり、妻が親切になり、そうならない場合は若いグラマーと再婚できて大統領になれるのであれば、世の男の大半は禁煙するだろう。

平成の
三日坊主
ダイエット

褒めることでやせる⁉

「綺麗だね」と褒められた女性はますます綺麗になると言われている。同様にダイエットも、褒めれば褒めるほどうまくいくという説（？）がある。

美容と健康のためにとダイエットをはじめても、なかなか続かないという人も多いが、それは結果が出るまでに時間がかかるから。だから、毎日、体重やお腹まわりの数字をチェックするだけではなく、頑張っている自分を誰かに褒めてもらったり、誰も褒めてくれないのなら、自分で声を出して褒めてみたりするとモチベーションがアップし、辛いダイエットも続くということだ。「頑張ってるね」「すごい!! 結果は必ず出るよ」「どんどん綺麗になっているよ」。このダイエット法の紹介記事には「前向きな褒め言葉をたくさん浴びましょう」と書いてある。とにかく「あなたは偉い！」と誰かに声をかけてもらうか、自分で言う。褒められて伸びるのは、子供だけではないようだ。

平成の事件とデータ

健康増進法
平成15年（2003年）

日本の紙巻きタバコの販売量は、平成8年の3483億本をピークに減り続けている。平成28年には1680億本にまで減っている。世の中挙げての禁煙運動の中で、愛煙家の中には加熱式電子タバコにシフトする人も出ているようだ。

平成14年に制定され、翌年に施行された健康増進法は、禁煙法のイメージが強いが、昭和27年制定の栄養改善法に代わるものなのだそうで、全8章のうち、5章以下はそのまま踏襲されている。66年前に国家は国民の栄養状態を心配し、今は健康維持を指導している。国家って、なんて親切なんでしょう。それでも相手は国家である。「うるせーな、どんな生活しようが俺の勝手じゃねぇか」と毎日飲んだくれていたりすると法律違反になる。この法律によれば、健康維持は納税同様に「国民の義務」ということなのだ。

問題の禁煙法は、第25条の「受動喫煙の防止」。喫煙も「俺の勝手じゃすまねぇぞ」という条文である。もっとも、現状でこの法律に違反しても罰則はないが、いずれ愛煙家は、かつての高校生のように、体育館の裏で隠れてタバコを吸うようになる。

紙巻たばこ販売実績

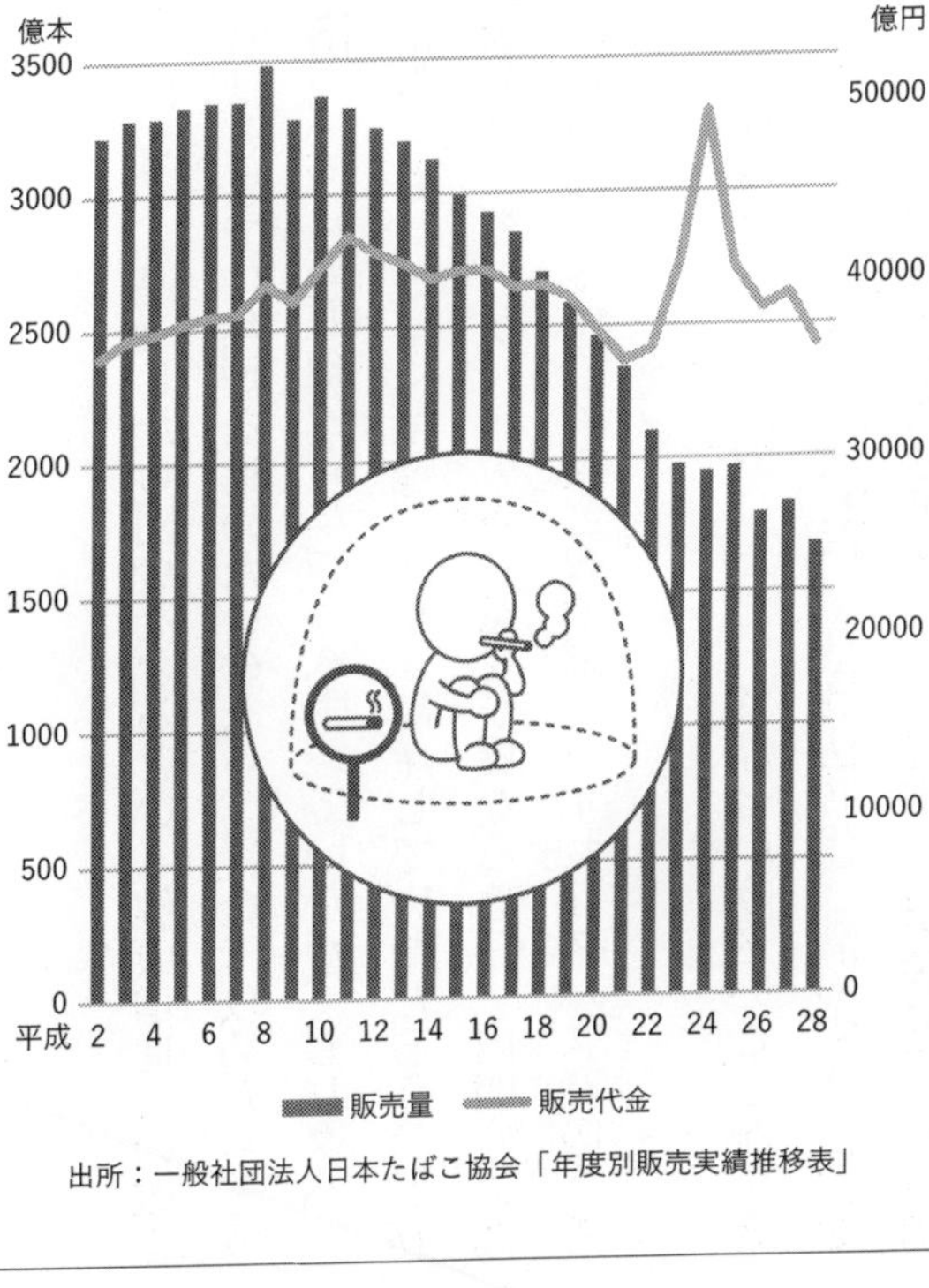

出所：一般社団法人日本たばこ協会「年度別販売実績推移表」

アンタッチャブル

厚生労働省は飲食店を原則禁煙にして、違反したら罰金をとるという健康増進法の改正を目論んでいる。国家権力がそれほどまでに禁煙を進めたいのなら、税金で攻めたらどうだ。チェーンスモーカーだった頃、「俺は高額納税者だ」と威張っていたが、もしタバコ1箱に1万円の税がかかっていたら、もっと早く禁煙したか、破産していただろう。財務省は破産者増加による減収を懸念しているのか。厚労省と意見が異なるなら、内閣府に間に入ってもらおう。タバコを吸いたいなら多額の納税と政治献金をすればスパスパ吸える国家戦略特区を作れば良い。

禁煙者の我々は、その分税金をまけろとは言わない。ただ、禁煙という辛いことを引き受けた人には、国税庁長官になるチャンスを与えてほしい。禁酒法時代、酒の密造密売をしていたアルカポネを追い込んだエリオット・ネスはアメリカ財務省の捜査官だった。国税職員は正義でなければならない。

タバコ1箱を1000円にしようという動きがある。基本的に賛成なのだが、ヘビースモーカーであった頃ならば「賛成」と声に出して言えたが、タバコをやめた今、それを言うのはなんだか悪い気がする……と、言ったら、親しい人に、そういう余計なところに気をまわすからあなたはダメなのだと言われた。親しい人とは、妻である。

愛煙家の知人に、あなたはどう思うかと言ったら、「1000円じゃダメだ、1万円にすべきだと思っている」と言う。

1000円だと禁煙する人が増えるだろう。そうすると税収は伸び悩む。1万円にすれば、吸う人間が1割になっても、1000円にした時と同じだけ税金が入る。「取りやすいところから税を取るのはいかがなものか」と言う人がいるが、もともと税金はそういうものだ。国家は博打の胴元をして、税金を集めているではないか、と。なるほど。

タバコ1箱、1万円。1本が500円である。吸うことはステータスである。歩きタバコなんかしていられない。火をつける前には周囲にギャラリーがいることを確認し、優越感に浸りつつ煙を吸うのである。喫煙に文句をつけるのは貧乏人のヒガミだということになり、禁煙家の正義は瓦解する。

タバコ1箱、1万円。きっと、闇タバコが出まわり暴力団の新しい資金源になるだろうけれど、覚せい剤を吸う奴らがタバコに流れてくれればそれで良い。隠れて吸うから分煙も促進される。

タバコ1箱、1万円。辞書を破ってタバコを密造していると、エリオット・ネスに踏み込まれるのである。

ヒットラー

朝のワイドショーで、路上禁煙の都心部では、公園が喫煙所と化していると報じていた。子供たちが遊んでいるところで、たくさんの大人たちがプカプカやっている……いかがなものか、と。

えらいことになってきた。そのうち「小中学校の周囲500メートル以内は禁煙」となるかもしれない。喫煙者はラブホテルやピンサロと同じに扱われるのである。あぁ、禁煙してよかった。

禁煙運動を最初にはじめたのはナチスだ、と教えてくれた人がいる。すでに「禁煙ファシズム」という言葉はある。禁煙は正義だ。正義を振りかざすのは、やっぱり怪しい。

祝・10周年

周年行事はふつう5年、10年という節目で行う。以前、「おかげさまで7周年」という手紙が来たので、その店のママに「7年って中途半端じゃないか」と聞いたら「あら、七回忌があるじゃない」と言っていた。翌年、「八は末広がりで縁起が良いのよ」と8周年をやっていた。

私事で恐縮だが、2016年5月に10周年を迎えることがある。禁煙達成10周年。まさに慶賀の至りである。

10年前の春、入社3日目の女子社員が夕方、シクシク泣きながら会社を辞めたいという。事情は、香料のアレルギー、つまりタバコアレルギーで煙たい事務所がツライのだという。社長である僕は当時、チェーンスモーカーだった。で、「理解がある社長」を演じたくて、社内禁煙にすると宣言し、喫煙はベランダですることを決めた。その日、家に帰ってうっかりそのことを妻に話すと「うちでもそうしなさい」と言われた。世の中全体が喫煙者に冷たくなっていった頃だ。

ホタル族はめんどくせぇなと思いつつ1カ月が経過した頃、朝からセキが出るし、二日酔いで気持ちが悪いしで、タバコを吸うのを我慢していた。午後、辛抱できず自動販売機に行ったのだが、タバコを買わずに隣のマツモトキヨシに入ってニコレットを買った。それが2006年5月21日の日曜日。ここから10年吸っていない。よく頑張った。

子供の頃から「もう二度としません」と泣きながら約束しておいて、ホトボリがさめるとまたやるということを繰り返してきたが、タバコだけは約束を守った。無論、途中何度か挫折の危機はあった。食事の後、うっかり吸いそうになる。禁煙早々は、うっかり吸う夢を何度か見た。3カ月後には、妻に隠れてトイレでこっそり吸っている夢を見た。禁煙したと言うと、わざとタバコを勧める悪趣味な友人も多かった。

最大の危機は、禁煙100日後、それによって太ったということを自覚した時だった。

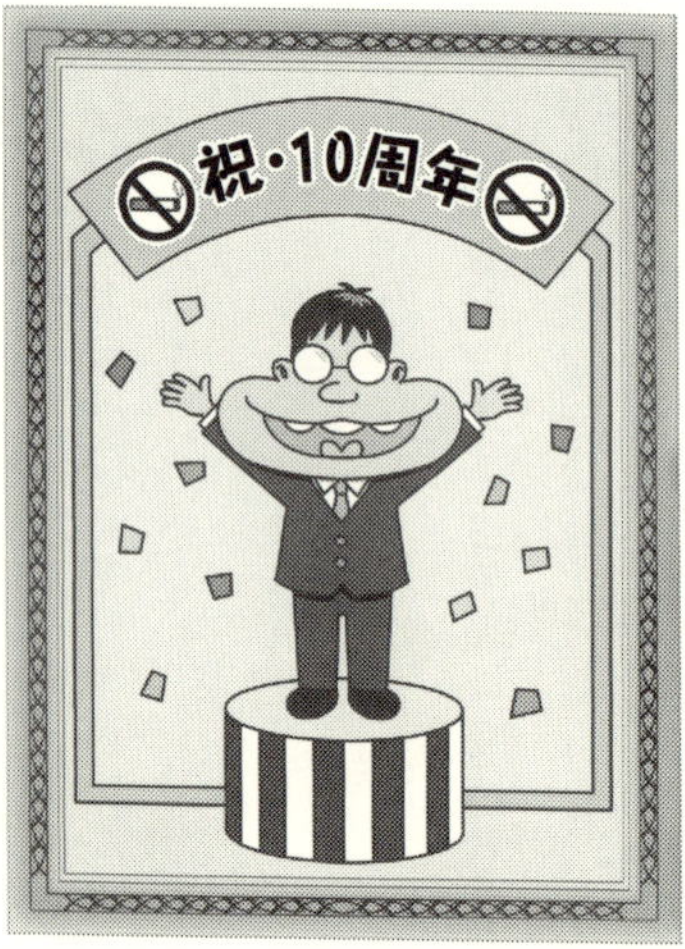

禁煙で飯がうまくなっていたが、徐々の変化というものはなかなか気づかないものである。床屋に行って、いつもより多めに髪を切ったら、妻が「どうして、そんな顔にしてきたんだ」と言う。床屋で顔を作るのかと思ったが、風呂上りに鏡を見ると、ダヨーンがモップを乗せたような顔になっている。

タバコを吸ってもとの精悍な二枚目に戻る道を選ばず、ダヨーンの人生を歩み始めた。思えば苦渋の選択だった。飯を減らすという選択はなかった。こうして長い間の恋人・白い紙巻タバコと決別した

平成の三日坊主ダイエット

ガムダイエットってなあに？

タバコをやめると太る、という話がある。タバコのニコチンで阻害されていた味覚が正常になったり、胃の調子が良くなったりして食事がおいしくなって、うっかり食べすぎてしまうからというのが大きな理由とされている。また、口寂しくてついつい間食してしまうからという人もいる。しかし、食べすぎは自分の意志でコントロールできることだ。禁煙と同じように強い意志で頑張らねばならない……が、でもできない。

頑張りをサポートするアイテムとして、ガムが有効らしい。口寂しくなったらガムを噛む。ガムを噛むと満腹中枢が刺激され、空腹感が和らぐらしい。昼食や夜食の1時間ほど前から噛み続けると、食事量はいつもの半分ぐらいで満足する場合もあり、結果としてダイエットにつながる。やってみると確かにそうだが、満腹と満足は違うようだ。いずれにせよ、虫歯予防や顔の筋肉の刺激、脳への血流増量で眼精疲労を緩和するなど、ガムの効用は大きい。

愛の水中花

筋子がうまかったのでもう一切れくれと言ったら、ダメだと妻は言う。それでもう一膳ご飯を食べる気だろうと言うから、そうだ悪いかと言うと、「悪い」ときっぱり言う。塩分摂りすぎで血圧に良くないし、だいたい炭水化物を摂りすぎなのだと説教を始める。筋子ご飯をもう一膳食べられなかったストレスで血圧が上がったらどうする。じゃあお前が昨夜、粒あん草餅を2個食ったことについての説明をしろと言おうと思ったが、妻の証人喚問は困難で、証言は拒否され記録は改竄されるのだろうから黙った。

腹を立ててはいけない。妻は僕の身体を心配しているのだ。筋子を出さないのも、ご飯の盛りが少ないのも、野菜を食べた後じゃないと他のおかずを出さないのも、ゴミ出してって言ったでしょと言うのも、すべて愛だと考えるのが血圧を上げない秘訣である。これも愛、あれも愛、たぶん愛、きっと愛なのだ。

大学を卒業したばかりの頃、友達と小旅行をして観光地の神社に参拝した。ガイドが「願い事は一つだけ。複数頼むと何も叶えてもらえませんよ」と言った。「健康、恋愛、お金、何か一つ」と、うるさく言った。神様のマネージャーなのか、あんたは。

友達はすぐに100円玉を賽銭箱に投げて両手を合わせた。「100円も出して何をお願いしたんだ」と聞くと、「銭に決まっているだろ」と言う。「銭さえあれば健康ぐらい買える」と言いながらショートホープを咥えた。

僕は10円玉を出して、当時の悩み事であった恋愛とお金の問題解決を願った。ガイドの言った通り、複数頼んだので一つも叶えてもらえなかった。

友達はその後しばらく貧乏が続いたが、40代半ばで仕事が当たり羽振りが良くなった。でも50歳でがんで死んだ。金で健康は買えなかった。

57歳の僕は、もう神社で「恋愛成就」は願わない。今でもモテたいと思わなくはないが、神様にお願いするほど切実ではない。もっとも切実にお金をお願いしたい時もたまにはあ

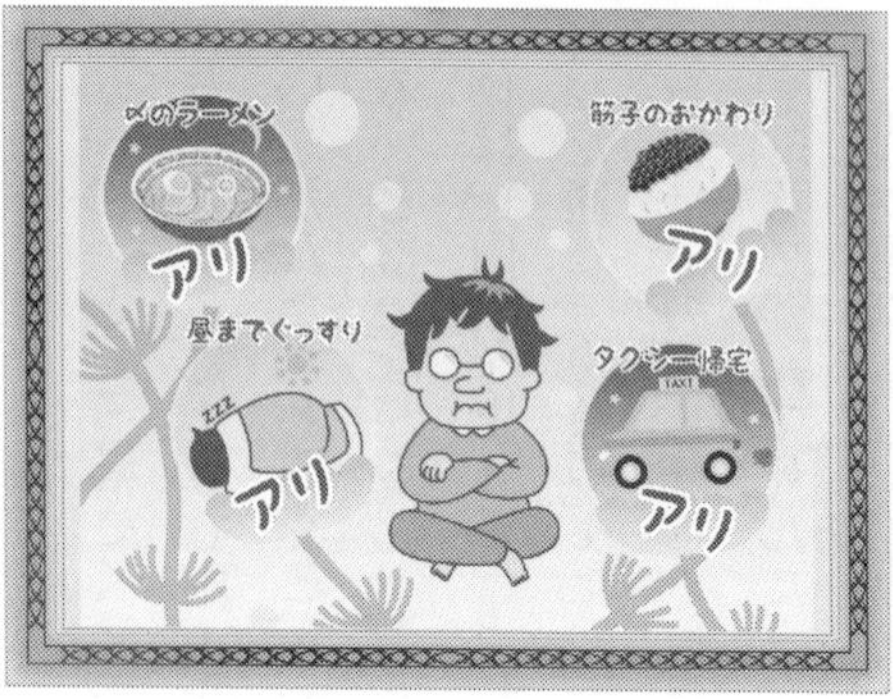

るが、金銭問題を解決してくれるという神様は怪しい。

では「健康」はどうか。47歳で『愛の水中花』を作詞した五木寛之は、85歳になった時『健康という病』という本を出し、健康を過剰に気にするのはかえって病気だと書いている。相手にされていないことはわかっているが、我がコラムが批判されている気がした。しかし確かに、健康のことが心配でストレスをためては仕方がない。レオタードで唄っていた松坂慶子も、『まんぷく』では「私は武士の娘」と突き出た腹をポンと叩いている。

五木は人それぞれの養生法があるとも言っている。それなら筋子を食べるのだってアリだ。これもアリ、あれもアリ、たぶんアリ、きっとアリだろう。

平成の
三日坊主
ダイエット

水中ウォーキングダイエット

水中花は水の中の花だが、水中「歌」ダイエットというのを聞いた。水の中を歩きながら唄を歌えばダイエットになるというお話。

水中ウォーキングがダイエットに有効なことは広く知られている。プールなどでの水中歩行は、水の抵抗がかかるので通常の歩行よりも負荷がかかり、脂肪を燃やす状態になりやすく筋力アップにもつながるというもの。抵抗があっても、膝などへの負担が少ないということからも、高齢者等に勧められている。

20曲ぐらい鼻唄でも歌って歩きましょうというのが、水中歌ダイエット。1曲3分で1時間。前奏間奏がないから、そんなにかからない。別に唄でなくても良いのだが、なるべくリラックスしてやることが、水中ウォーキングを長続きさせることにつながるとか。うっかり声を出して唄わないように注意しよう。

契約

　枕元に悪魔が座っていた。なぜ悪魔とわかったかと言うと、漫画に出てくる虫歯菌のような恰好をしていて、顔が少し怖かったからだ。

「契約しよう」と悪魔は言った。

「何をですか？」

　すでにビビッていたので、丁寧語で答えた。

「5億円やる。その代わり、白いご飯を食べてはいけない」

「食べちゃったら？」

「死ぬ」

「炒飯とかは？」

「苦しんで死ぬ」

困ったことになった。5億円があれば、現状抱える問題の大半は解決する。きっと幸せになれるだろう。だが、白いご飯を食べられないというのは、ちょっと不幸だ。この、ちょっとした不幸に、自分は耐えられるだろうか。

自慢じゃないが意志は弱い方だ。ダイエットはことごとく挫折している。

いや、そうは言ってもやってみなければわからない。タバコだってやめられたのだから、案外平気かもしれない。

「どうする？」と悪魔が聞く。

「ちょっとやってみて、クーリングオフとか、できますか」

「できない」

「でも、これは一応、訪問販売ではないかと」

「だめだ。時間切れだ。決断力のないやつだな、お前は」と、悪魔に言われて目が覚めた。

朝食でご飯をお代わりしながら妻に話すと、なんで契約しなかったのかと言われた。ダ

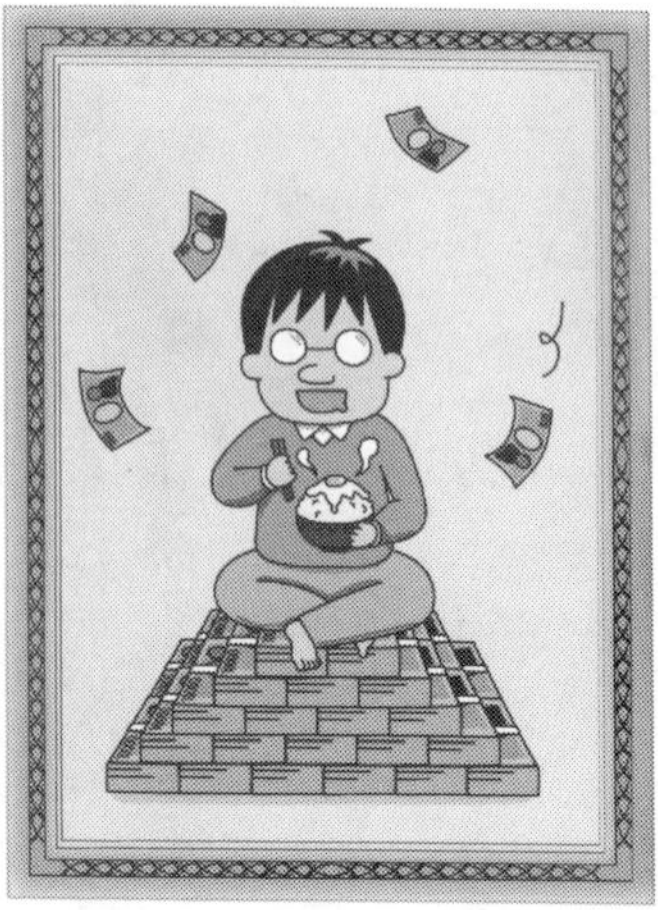

イエットにもなるのに、と。妻に悪魔との契約を話せば5億円はとられてしまうのは確実で、その上、白いご飯も食べられない。もはや生きていく甲斐はないなと妄想に涙した。

妻に内緒で5億円をもらい、白いご飯をゼッタイに食べないという方法はあるか。あるいは、5億円をもらって、こっそり白米を食べ続ける方法はないものか。2人の悪魔を偽る方法は、果たしてあるのだろうか。

5億円があっても、白いご飯を食べることができない。銀座の久兵衛に行っても、上のお刺身部分しか食べてはいけない。札幌駅の

「ありんこ」のすじこめんたいおにぎりは禁止、大好きな博多の鯛茶は鯛と汁だけ。宮崎の冷や汁は、ああ宮崎の冷や汁は……。

しかし、5億円で始末をつけておきたいことも多々ある。5億円を思いっきり使って、全部使い終わったら白いご飯に卵をかけて食べる。服「卵かけご飯」自殺。思い残すことはない。

白い粒

今日もまた、悪魔との契約のことを考えている。5億円もらえるのであれば、白いご飯は我慢してても良いではないか。妻はいつも「ご飯を食べすぎるから太るのよ」と言う。メタボは万病の元であり、その元は白い恋人・ご飯ということだ。

この白い粒が、やがて体を蝕み、破滅へと導くのである。

知人から精米したてのお米をいただいた。圧力釜で上手に炊けた。冷蔵庫には、明太子も塩辛も海苔も卵も十分にある。なのに、ご飯は一膳しかだめだという。バナナ半分のさっちゃんの心境だ。かわいそうね。

平成の三日坊主ダイエット

低炭水化物ダイエットってなあに？

炭水化物の摂取量を減らすことで減量を図るダイエット法。炭水化物は体内でブドウ糖に変わるので、糖尿病や肥満の人はその摂取を制限しなければならない。炭水化物の摂取を減らすことで糖分を控え、脂肪がエネルギーとして使われるように誘導することで、メタボの予防や改善につながるといわれている。20世紀の終わり頃、アメリカでブームとなった。日本人の場合は、主食である白米やパン、麺類の摂取量を減らすことが主眼となっている。中年になれば基礎代謝が落ちるので、若い頃のようにご飯を食べれば余分なエネルギーとなり太るのは確実。さらに糖分の摂りすぎは糖尿病リスクを高めるので、毎日の白米を控えることは合理的。ただし、炭水化物の摂取が少なければ、エネルギー不足で倦怠感が生じたり、低血糖など別のリスクもあるため注意が必要。白米を「食べない」のではなく「食べすぎない」ことが大切だ……ということで、まずはご飯茶碗を小さくした。

平成の事件とデータ

平成の米騒動
平成5年（1993年）

白米に対する過剰な執着は、昭和の人間で終わるのだろうか。

農水省によれば日本人1人あたりの米の消費量のピークは、昭和37年度。加山雄三の映画『若大将シリーズ』が大人気となった当時の年間消費量は、118・3kgだった。1日あたり324gで、ご飯にすると2・2倍になるから、お茶碗4・75杯。若大将は毎日これ以上食べていた。

その後米の消費量は減り続け、平成に入ると元年度は年間70・4kg、28年度は年間54・4kgとなっている。同年度に79歳となった若大将も、1回のお食事で茶碗1杯も食べなくなったのだろうか。

平成になっても平均で571gずつ減ってきた年間米消費量だが、一度だけ前年度比増加に転じたことがある。平成5年度から6年度にかけてのこと。

平成5年（1993年）は記録的な冷夏で、深刻な米不足になった。米屋から米が消えるという事態まで生じ、「平成の米騒動」と言われる騒ぎとなった。

食べられないとなると、どうしても食べたい。あの時、初めてタイ米を食べた人も多かったろう。

1人当たりの米の消費量

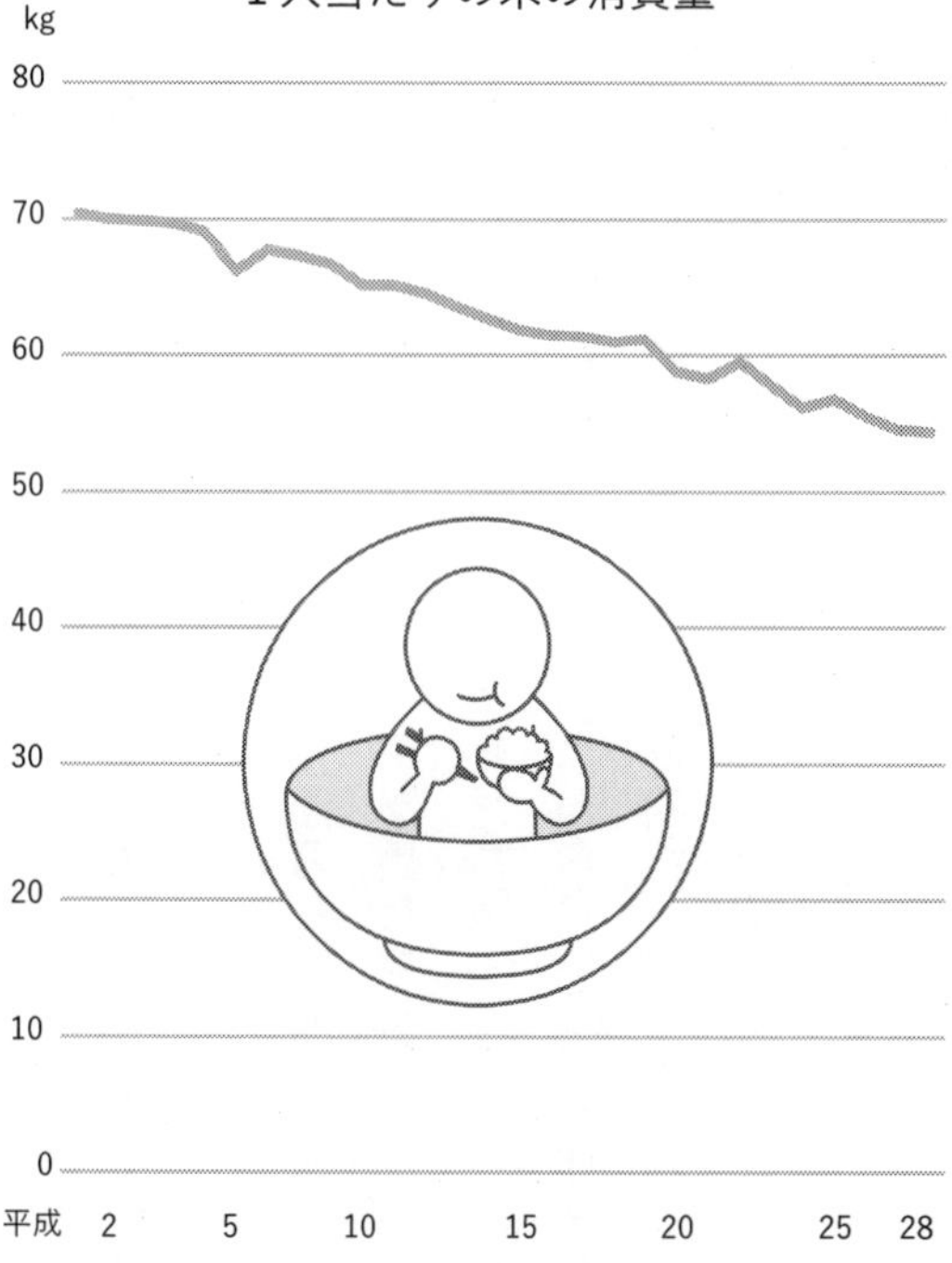

出所：農林水産省「食料需給表」

屋上屋を重ねる

屋上屋を重ねるとは、無駄で愚かなことを言う。では、炭水化物に炭水化物を載せることは無駄で愚かなことであろうか。

想像してみたまえ、ラーメンライスを。ラーメンのスープがからんだ麺をご飯の上に載せて食べる。麺の下の、少しスープで汚れたご飯がうまい。担々麺だったりしたら、どうしてくれよう。ソース焼きそばも良い。ソースでちょっと汚れたご飯のところ。定食についてくるケチャップスパゲティも、いったんご飯の上に置いてから食べるのが作法だ。

白いご飯は美しい。しかし、美しいものが少し汚れると魅惑的だ。自ら少し汚し、その愛おしさに食べてしまい、また何事もなかったように白いままに戻すのが、大人の男というものではないか。でも最後は全部食べるけど。

わかっている。炭上炭を重ねることはダイエット上は愚かである。しかし、古来より日

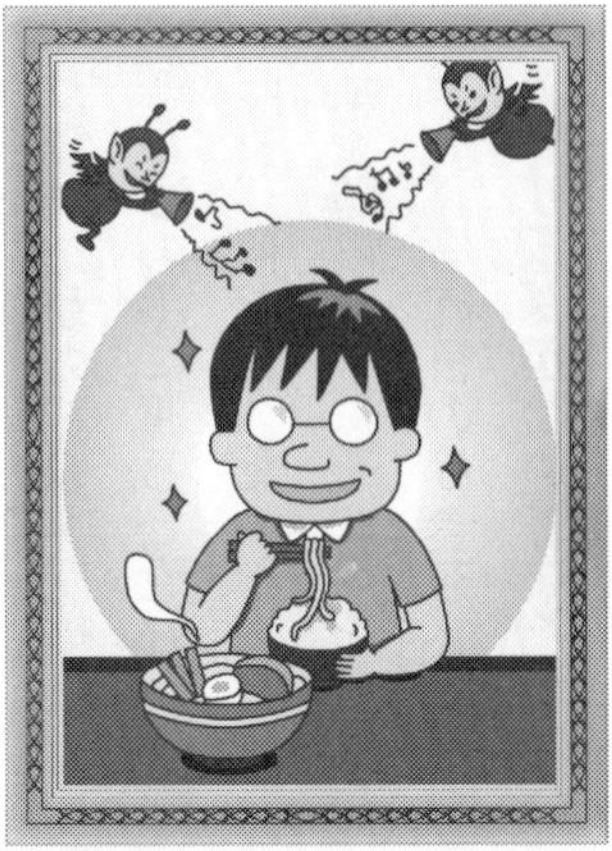

本人はその美味さを知っていた。焼きそばパンは偉大なる発明であり、力うどんの伝統的地位は揺るぎない。

炭上炭を重ねることの問題点は、栄養が偏ることとカロリーが高くなってしまうことにある。健康を大切にするためには、毎日の食事についてもしっかり考える必要がある。３大栄養素……たんぱく質、脂質、炭水化物をどのくらい摂取したかのチェックが必要だ。

たんぱく質、脂質、炭水化物をちゃんと摂る……そうか麻婆丼か、ということになるとこれまたカロリーと塩分の大量摂取となる。丼はご飯を食べすぎる。残せば良いのだが、あれだけ色がついていても白いままの部分があるだろうと探求するからいけない。

それでも、昨日食べすぎたことをちゃんと覚えていれば、今日は控えようとする。何をどう食ったかの記録・記憶は大切だ。ついつい食べすぎる外食のメモを取っても良いが、メモが妻の手に渡ると厄介だ。

昨夜、何を食べたかを忘れるのはもの忘れで、食べたこと自体を忘れるのは認知症。認知症予防のためにも、何をどれだけ食ったかは、必死になって覚えておかねばならない。

幸い、一昨日の昼食がヒレかつ定食であったことまでは覚えている。だがその定食に、ポテトサラダがついていたかどうかが思い出せない。いつもの店なら赤いケチャップスパゲティがついているのだが、一昨日のその店は……。とんかつとキャベツについたソースが、白いご飯を汚したシーンだけは覚えている。

平成の三日坊主ダイエット

カロリーチェックダイエットってなあに？

歳をとると基礎代謝が落ちるから、50代なら１日に必要なエネルギーは２５００Ｋｃａｌ前後だという。味噌ラーメン3杯分。それなら毎日基準以下ではないかと思うが、外食のとんかつ定食は１０００Ｋｃａｌで、生ビール中ジョッキは２００Ｋｃａｌ。朝のご飯1膳だけでも２００Ｋｃａｌ……。そう考えると、毎日、必要量を超えている。超えた分は、腹まわりなどに贅肉として蓄積されることは、自ら証明済みだ。

自宅での食事や外食メニューのカロリー数はインターネットなどでも確認できる。食事のカロリー数をチェックし、摂りすぎたら次の食事で調整するなど、１日単位で総カロリーを調整することで過食を防ぐ。ここで大事なことは、ただカロリーだけを考えず、栄養のバランスも考えること。炭水化物は太りやすいと敬遠されがちだが、健康のためには摂取カロリーの半分以上は炭水化物で得るのが理想とのこと。おお、これは良いことを聞いた。

憎み切れないろくでなし

有森裕子が「自分で自分を褒めたいと思います」という名言を放ったのは、1996年(平成8年)のアトランタ五輪の時である。あれから5つのオリンピックを経た2018年のある日、いつも自分で自分を褒めている妻が、夫が太る理由は食事を自分への褒美と考えているからではないかと、いきなり思いついた。確かに俺は、厄介な仕事を片付けた後は焼肉が食いたくなり、苦しい月末を乗り切った夜はうな重が食べたくなる。家でゆっくり食事ができる日は、今日もお疲れさんとご飯をおかわりする。

それが悪いのかと言うと、「悪い」ときっぱり言う。「餌が褒美だと考えるのは、芸をするサルや実験に使われるラットと同じだ」とぬかしやがる。そして「そのような脳から進化を遂げれば、必ずややせられるのです」とNHKスペシャルの口調で言う。

焼肉を我慢し、うな重をあきらめ、ご飯のおかわりをやめて、俺は何のために生きろと言うのだ。もう反省したり回転ゲージを走ったりする気力もなくなってしまう。

太ったことによって服の買い替えが生じている。妻に買ってもらったコートも腹まわりがきつい。妻は、もう買ってあげないからやせなさいと言う。服に体を合わせろと言うのは、帝国陸軍の軍曹のセリフだ。確かに、やせれば服を買い替える必要はなくなり、処方されている薬も減るから薬代も減る。やせるために食べる量を減らすのだから食費も減るだろう。無駄な健康器具を買うこともなくなるから、個人の経済政策としては食事の量を減らしてやせることは、極めて有効な施策である。しかしそれができない。我が国の政府同様、健康よりは景気対策を優先してしまうのである。ライザップって、いくらだ?

ワイドショーを観ていると、白い髭のじいさんが蝶ネクタイをして謝罪していた。

「昭和を代表する歌手の沢田研二」とナレーション。番組出演者の1人の若い女の子は、この人を知らないそうだ。周囲の諸君が、この俺もジュリーだった時代があることを知らないのも無理ないな、とひとり呟く。

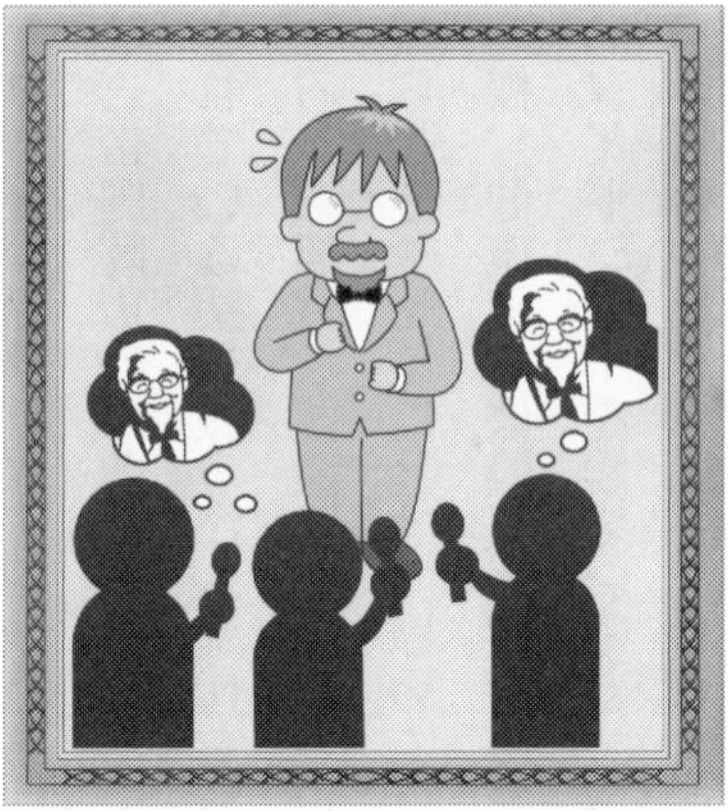

男には2種類いる。ヒロミ・ゴーのように若い頃の体形容姿にこだわり続けるタイプと、年齢に応じて変わっていくことを許容するタイプと。
俺はやっぱしジュリーのほうだな。時のすぎゆくままにこの身を任せ、この腹になった。

ラーメン二郎

ときどき二郎のラーメンが無性に食いたくなる。粉っぽい麺は、並盛りでも他の店の1・5倍。てんこ盛りの野菜の入ったギトギトの醤油豚骨。大量の焼き豚。このようなものを食べるのは、メタボ中年にとっては自殺行為である。

自分を律することができないから、デブになる。自分を律することができないから、金がたまらない。自分を律することができないから、他人に迷惑をかける。

今日もそれで失敗した。死んでお詫びをと、二郎でラーメンを食う。

ラマダン

イビキがうるさくて寝られないと妻に文句を言われた。それはすまないと思ったが、言い方が気に入らなかったので、「お前だってイビキをかくぞ」と言ったら、「ウソ。あなたのイビキは聞こえるが、私のイビキは聞いたことがない」と言う。

大イビキをかく中年の友人が睡眠時無呼吸症だったのを思い出し、イビキの途中、息が止まってはいないかと聞くと、「それはわからない」と言う。「イビキが聞こえなくなったら私は寝てしまっている」からだそうだ。

この人に相談するのは間違いだと気づき、近所の睡眠専門医に行った。問診の後、簡易診断器具を渡され、初診料と器具代で6千円を払う。その晩、小さな計量機を腹に巻きつけ、左手の人差し指にセンサーを取り付け、鼻の穴に管を突っ込んで寝た。

簡易診断の結果は「睡眠時無呼吸症の可能性が少しあり」とのこと。後は1泊3万円の精密検査をせよと言う。妻に相談したら、「原因も治療法もわかっているでしょ」と言う。わかっているよ。原因は太りすぎで、治療法は食べすぎをやめること。それがわかっているのに、わざわざ3万円を払うこともないかもしれない。3万円あれば叙々苑で壺漬けカルビが10回食える。

睡眠専門医だからイビキも治すのだろう。その原因が太りすぎなら、デブも治療するのだろう。どんなふうな治療をするのだろうか。痛くしたら嫌よ。ただ「食べすぎないようにしなさい」と命ずるだけなら、それは妻にだってできる。妻の言うことを聞かないのに、赤の他人の医者の言うことを聞くはずがない。きつく叱られれば別だが。

食べすぎは万病のもとであるらしい。命をつなぐための食事で命を縮めては仕方ないではないかと思うが、いつまで食べられるかわからない。先人たちも、みーんな悩んで腹が大きくなったに違いない。

これはもう神様と約束するしかない。宗教の中には、定期的に断食をする宗派がある。

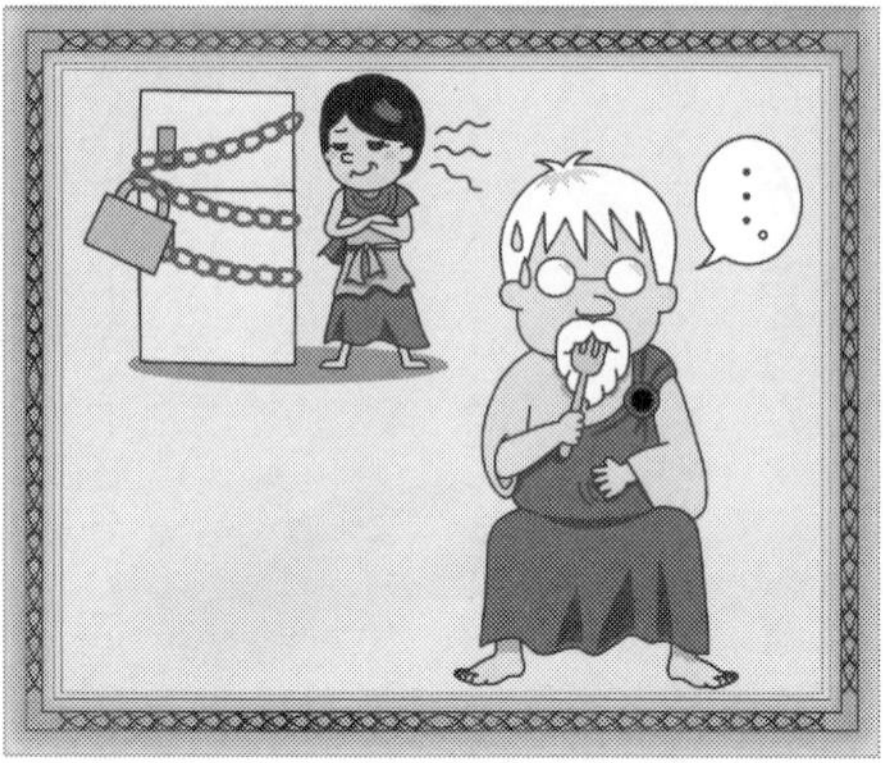

きっと、昔の偉い人が妻の言いつけすら守らない中年男の、食べすぎやその他煩悩諸々を抑制させるために、神様が食べるなと言っているぞと脅したのだと思う。しかし私は神を信じることができるだろうか。これは哲学的な問題だ。

苦悩しつつ、今日もまた夕飯でお代わりをして、寝る前にまた何かを食べる。私は、太ったソクラテスへの道を選ぶ。ソクラテスの妻は、冷蔵庫に鍵をかけると言っている。

タンメンダイエット

神は死んだ。今日も日高屋の野菜たっぷりタンメンの大盛りを食べてしまった。中年になってから、食事をすると大量に汗をかくようになった。タンメンを食べ終え、外に出る。真冬の道で、赤い顔をして汗と鼻水を拭う。紅顔の美中年。傍らを、女子高生が見ないふりをして通りすぎる。俺にだって、美しいまま死にたいと思った時代はある。

中年が太りやすいのは、基礎代謝が落ちているからだそうだ。代謝を上げるためには汗をかけという。だからといって運動をするのは面倒だ、と言っていたら、足湯をやれという。足を湯につけて本でも読んでいれば、20分もしないうちにどっと汗が出るという。それは楽チンだ、と早速、足湯用バケツを買った。大きめのポリバケツで、底が二足の靴底のようになっている。差し湯がしやすいように風呂場でやることにした。足湯のためにネットで注文した折り畳みのディレクターズチェア・サイドテーブル付を設置すると、それだけで風呂場は身動きが取れないが、この狭い中で腹をひっこめつつセッティングをするのも、ダイエットに効果的だ。

イスに座って湯船に足を突っ込めば完了だが、せっかく買ったのだからと、向きを変えてバケツにお湯を注ぎ、そこに足を突っ込んだ。iPadをジップロックに入れ、Youtubeを見始めた。すべては完璧なはずだった。ところが、20分たっても、一向に汗をかかない。お湯がぬるいのかと注ぎ湯を続ける。30分をすぎた。膝から下の足は真っ赤になっているが、それでも汗が出ない。結果が出ないと、すぐに飽きるタイプである。お湯を捨て、イスをたたんだ。

このことを人に話したら、代謝が悪くなっていると、20、30分の足湯では汗をかかないそうだ。ダイエットのために汗をかくには、やはりタンメンを5分で食うしかないのか。

平成の三日坊主ダイエット

断食ダイエットってなあに？

1～2日食事を止めることで内臓を休めたり、活性化を促すダイエット法。食事を抜くことで糖分が不足するが、それを補うために体が脂肪を燃焼させるため、メタボ予防効果もあるとされる。ただし、体が糖分の代替で脂肪を燃焼させて生じさせる「ケトン体」は、増加しすぎると体が酸性になり、それが強くなると意識障害を引き起こすことがあるので注意が必要らしい。また、脂肪燃焼では間に合わず、筋肉まで分解させてしまい、ガリガリの体になってしまうこともあるそうだ。最近は、本格的な断食ではなく、朝食を抜く「半日断食」や、週末の食事を抜く「週末断食」などの「プチ断食」が一定の効果があげられると注目されている。

いずれにせよ、断食、プチ断食ともに、断食前と断食後の食事が大切。とくに断食後の食事は専門家の指導が必要らしい。プチ断食も、食いだめは意味がないし、断食後の食欲で大食いすることはかえってマイナス。というわけで、僕はいまだ試せずにいる。

生命維持装置

睡眠時無呼吸症の疑いがあるとのことで、睡眠専門医で1泊入院をした。シャワー付きのビジネスホテルのような個室病室で、平成の初めに見たオウム真理教の信徒がやっていたヘッドギアのような感じに頭にネットかぶり、各種のセンサーを取りつけて眠った。

装置の着脱は看護師に手伝ってもらわねばならない。夜中と明け方、トイレに行った。そのたびにナースコールを押した。恥ずかしかったが仕方がない。夜、トイレの回数が増えるのも無呼吸症の影響らしい。

検査の結果、中程度の睡眠時無呼吸症候群と診断された。1時間に20回以上息が止まり、長い時は90秒近く息をしていないという。そんな、プールでもできないようなことをしているから、眠りは浅く、血中の酸素濃度も低くなっているのだそうだ。そこで、CPAP

（シーパップ）を装着して寝ることになった。

ＣＰＡＰというのは鼻から空気を送り込む装置で、毎晩、戦闘機のパイロットのように管の着いたマスクをつけて眠るのである。口を開けてしまうとうまく作動されないので、どうしても口が開いちゃう人は口も覆う大きいタイプがあるようだが、それをしている姿を客観的に見ると、エイリアンに襲われたところのようになるそうなので、口は閉じますと言って、普通のにしてもらった。普通のだが、それで寝る前に本を読みましょうとかネットを見ましょうとか、音楽を聞こうかしらと眼鏡をしてヘッドホンをすると、ダースベーダーになる。

これから毎日、これをして寝る。面倒だがやらねばならない。ＣＰＡＰは無呼吸症にとっては、生命維持装置なのだ。

愛と死を見つめて

1年に一度ホテルで開かれるある立食パーティーに参加した。パスタを食べていると、1年ぶりに会った人が「あれ、やせましたね」と言ってきた。フンッ、皮肉を言いやがって、と思った。体重は去年より確実に増えているはずだ。適当にあしらって隣のテーブルの歓談に交じりエビピラフを食べていたら1年ぶりに会った女性が「あら、少しやせた?」と聞いてきた。なんだが妙な感じだ。ここ1、2週間、忙しくてジムに行けず、体重を測っていないことに気づいた。そういえば、ここ2、3週間どうも胃の調子が悪い。いや、今年になってずっと胃の調子が悪い。

そうは言うものの、ホテルの立食パーティーの会場である。料理はひと通り食べたが、締めはやっぱしホテルのカレーだとシーフードカレーを食べていると、1年ぶりにお会いした先輩が「おや、やせたんじゃないか」と声をかけてきた。

なんだか気分が悪くなってきた。いかん、きっと悪い病気に違いない。

家に帰ってもなんだか調子が悪い。翌朝も胃がもたれる。心配なので胃カメラをやることにした。早期発見ならなんとかなるかもしれない。だが、予約は2週間先だという。待っている間の2週間、何をすれば良いのか。すでに予防の段階をすぎているとしても、とにかく2週間、免疫力を高めるためにキノコをバクバク食べた。もしかしたら、悪い病気を退治してくれるかもしれない。そして胃カメラの日を迎えた。

過酷な検査を終えて涙目で医師の話を聞くと、どこも悪くないという。おかしい。では、この胃の具合の悪さは何なのか。病院から帰って妻に仔細を話すと、妻は医学の素養があるのか、診察後の医師と同じことをきっぱりと言った。「食べすぎです」。

禁煙し節酒に努めているが、大食いと早食いが一向に治らず、いつも妻から注意されている。熱いおかずを大騒ぎしながらかっ込むと、「そんなに慌てなくても誰も盗らない。まるで戦争中の子供みたい」と言われる。いたのか君は、戦時中。

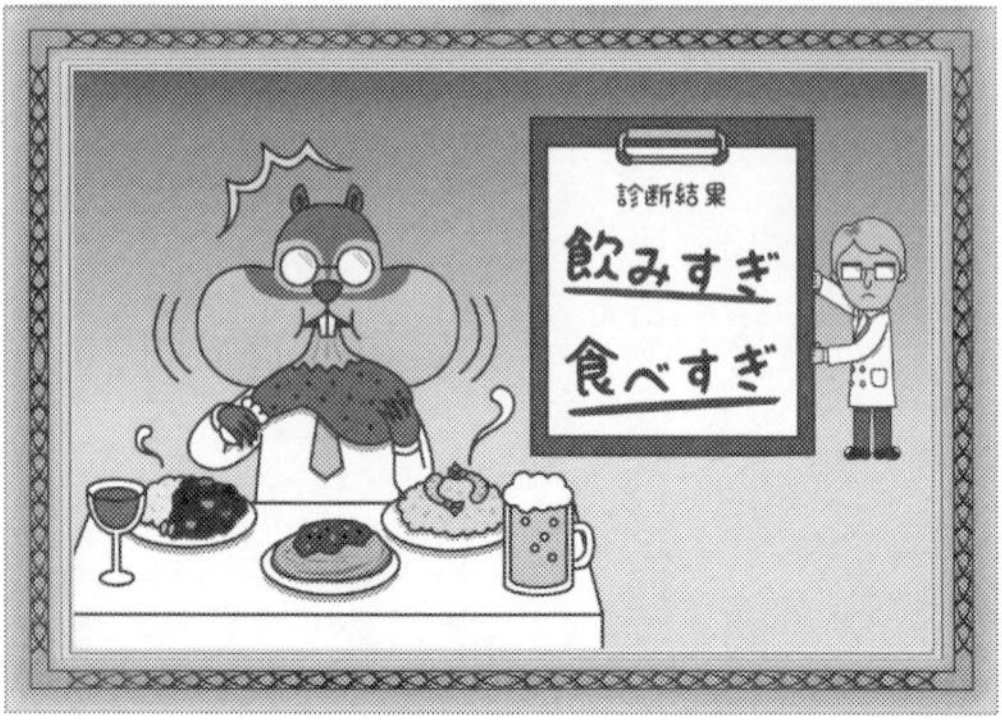

憲法は守れなくても妻の言いつけは守ろうと思っているが、諸情勢によりやむを得ず解釈を変えて臨んでいた。しかし、このまま食いすぎを続ければ体重増加には歯止めがかからず、しかも、慢性的な胃の不調はやがてきっと大きな病気となる。それはわかっている。だが治らない。きっと、俺の大食い・早食いは不治の病なのだろう。

マコ、甘えてばかりでごめんね。

平成の三日坊主ダイエット

キノコダイエットってなあに?

病気に強い体をつくるには免疫力を高めることが大切。

キノコ類は免疫力を高める食材として知られており、その最大の免疫アップ成分がキノコに多く含まれるβグルカン。

βグルカンは、免疫細胞の白血球の中のマクロファージ、リンパ球を刺激して、活性を高めるもので、アガリクスや霊芝《れいし》など高価な漢方薬に使われている。また、普通に市場で売られているシメジやエリンギ、まいたけなどにも豊富に含まれるので、日常の食事でしっかりとることができる。

キノコはカロリーが低いばかりでなく、炭水化物を燃やしエネルギーに変えるビタミンB1も豊富。免疫力を高めつつダイエットにもなる。というわけで、わが家はキノコを食卓に欠かさないようにしている。

球体化

人間ドックの結果が出た。過去3年の比較表がついている。数値は良くはないが、悪くもなっていない。薬で良くなっているものもある。医者のコメントは、「最も問題なのは〝順調に太っている〟ことだ」という。「最低5kg、できれば8kg落とせ」と言う。

家に帰ってもう一度比較表を見る。すると医者が見落としている重大な問題を発見した。身長が〝順調に低くなっている〟のである。それを妻に言うと「なんてこと。一番大事なものなのに」と言う。瞬間ムッとしたが、夫の一番大切なものが妻以外であることは承知しているらしいので安堵した。だがやはり、子供の頃からチビだとはいえ、これは重大事案である。

病院の身長計はピッと音がする最新型だから、機械が壊れているとか相性が良くないとかの文句は言えない。では、原因は何か。齢をとれば骨が縮むという話は聞いているが、どうもそういうことではなく、姿勢が悪く背中が曲がっているせいかもしれないが、はっきりしない。

一方で、腹まわりは順調に大きくなっている。このまま腹まわりが増えて身長が減っていくと、計算上77歳で、ボールのような体形になってしまう。これはえらいことだ。

還暦に近い男が身長を伸ばすには、頭にシリコンを入れる以外に現代科学には解決方法がない。だとすると、球体化を防ぐには腹をへこますしかないわけだ。またひとつ、日常の悩みごとが増えた。

悩み多い日常ではあるが、夕餉のひと時は楽しくしたい。ところが、その日テーブルに乗ったのは、大きな皿にキャベツとレタスとカイワレとトマトを切ったものだ。これを食べ終わらなければ、他のおかずもご飯も出さないという。「先にこんなに食べたら他のものが食べられない」と言うと、「そうなれば、もっと良い」と言う。還暦を間近に草食化が著しいとはいえ、「馬鹿野郎、大の男がこんな飯で働けると思っているのか」と心の中

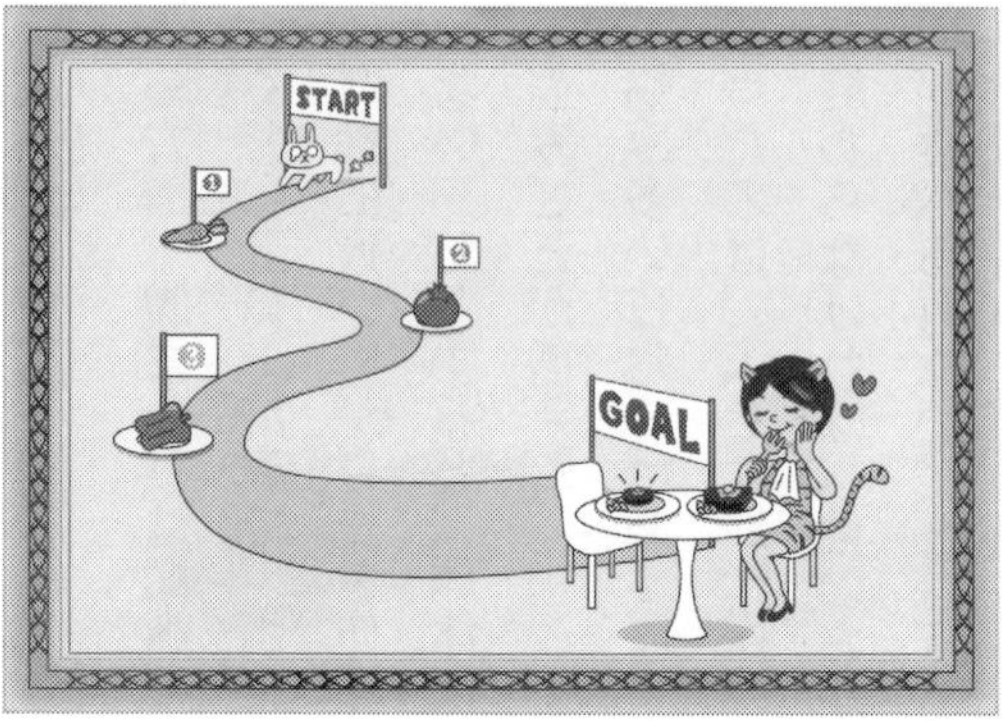

だけでつぶやいて、うさぎさんのように目を真っ赤にして野菜を食べた。

野菜が嫌いなわけではない。でも、たとえばキャベツなんてものは、とんかつの下敷きになっていて、ソースとこぼれた衣のカスにまみれてようやく発見されたものを、気が向いたら最後に食べれば良いと思っていた。その考え方を根底から覆せと言うのである。テレビを観ると「野菜は皿か」と俳優が睨んでいる。さらだ。

平成の
三日坊主
ダイエット

食べ順ダイエットってなあに？

空腹の時は、体内の血糖値が低くなっている。炭水化物をいきなりとれば血糖値は急上昇し、それを抑えようとすい臓から「インスリン」が分泌される。インスリンは脂肪を体内に蓄えやすくする働きがあるので、「血糖値急上昇→インスリン大量分泌→脂肪蓄積」となる。

同じ食事でも食べる順番を変えることでインスリンの量を減らすことができる。野菜に含まれる食物繊維は、血糖値の上昇を緩やかにし、脂質の吸収を抑える働きがある。サラダがあればそれを一番初めに、次いで漬物や炒め物、煮物などを食べる。食物繊維の後は、みそ汁やスープなど汁モノ。イモ類は炭水化物なので後まわしに。それらの後に、たんぱく質。豆など植物性たんぱく質から先にとり、肉や魚などを食べる。そして、ご飯や麺類などの炭水化物は最後にとります。最初に野菜をしっかり食べ、汁を飲んでいれば、先にある程度の満腹感が得られるので、食べすぎを防ぐことができる……が、空腹だとつい順番を守らない。

記録し認識する

今日は飲まないのかと聞かれ、「明日は人間ドッグ、ワンワン」と答えたら、相手は聞こえないふりをした。くだらないことには反応しないようにしているらしい。大人だな。以前、「ありのままの自分をみてもらうべきだ」と、いつものように深酒をして、翌日に血液検査を受けて大騒動になったことがある。以来、人間ドックや検診検査の前は、大人しくするようにしている。テストがあるから勉強するのと同じで、検査があるから節制する。

検査結果の書類をもらっても、金銭管理同様にもともと数字を記憶する能力に欠けるので、結果についての理解が深まらない。なので、同じ病院でがん検診用のオプションもつけた定期健診、つまり人間ドックを必ずやることで記録を残している。もっとも、子供の時の通信簿と同じで、それをもらった時はがーんとして今度こそと思うが、3日も経つと忘れている。ああ、俺はいつになったら大人になれるのだろう。小学校の時、通信欄に「もう少し算数を頑張って」と書かれたことがある。大人になったら、先生に「もう少し減量を頑張って」と言われている。

友人がダイエットで減量に成功している。無理なダイエットは身体に悪いが、彼のは特別なクスリも過酷な運動もない。食べたモノをメモ帳に書き留めるだけだそうだ。

宴会で焼肉をたらふく食べ、帰り道、近所のコンビニでカレーパンを買って食べてしまう。そのような行為を繰り返して１００kgを超える体重となった彼は、何をどれだけ食べたか、都度メモ帳に書くようにした。レコーディングダイエットというやつだ。

メモ帳に書き、読み返す時、強い自己嫌悪を感じる。モッタイナイ、ミットモナイ、ナサケナイ。すると、もうそのような無駄な間食は極力やめようという気になり、結果として体重を減らすことができたのだそうだ。

なるほど、記録するというのはなかなか良いなと妻に話したら、「そうよ。体重も毎日測っ

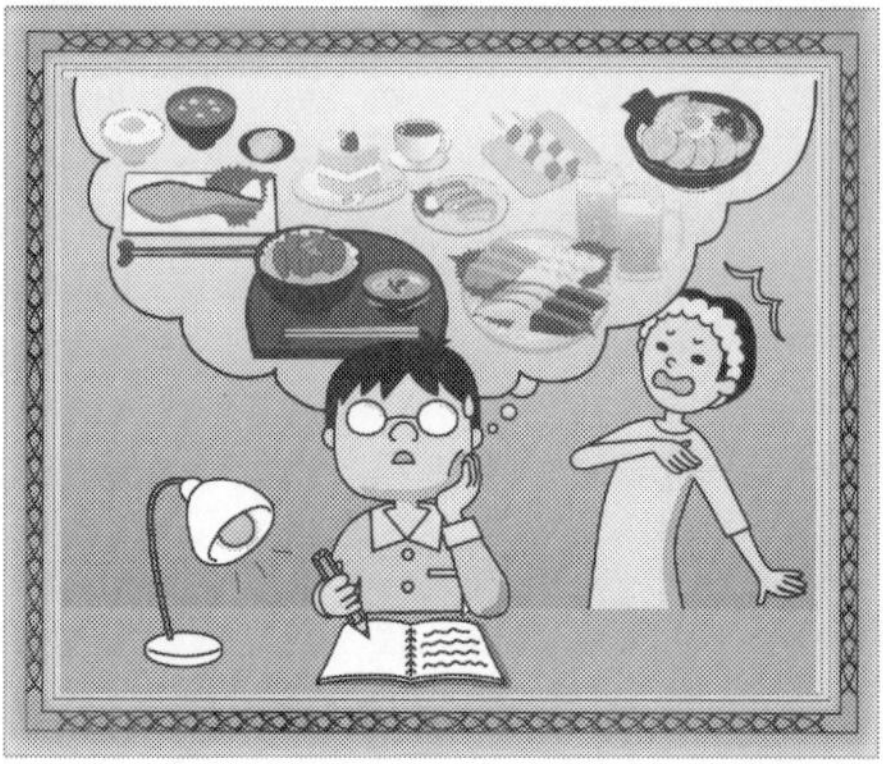

て書いておくとやせるのよ」と言う。「なんでだ?」と質問すると「毎日計量し記録し認識するとやせるのです」とこぶしを握って答える。言い方が演説調になっただけで説明になっていない。それ以上の質問はやめ、早速、毎朝カレンダーに体重をメモることにした。

妻もそうしているらしいが、どこにメモっているかは知らない。夫婦間でも、秘密は当然存在するのである。

平成の
三日坊主
ダイエット

レコーディングダイエットってなあに?

『いつまでもデブと思うなよ』(岡田斗司夫・著)で紹介されたダイエット法。毎日食べたものとそのカロリーを記録することで、自分が摂取しているカロリーや食事の内容、間食や過食などを自覚し、食生活を改善し、結果的にダイエットにつなげるというもの。

食事内容やその日の簡単な運動内容を記録し、改善に役立てるという考え方は以前からあり、定期検診も記録と改善のために受診する。定期検診では、体重その他身体の「数値」を計測・記録し、その推移を見える形にする。現状と過去からの変化を認識し、悪い変化があれば、大半の人は病気を予防するためにその改善を決意する。レコーディングダイエットでは、現状や変化の認識と改善の決意を毎日行うことになる。最近は、スマホで「レコーディングダイエット・アプリ」も登場しているらしい。レコーディングダイエットでは、決意と実行は違うということを知ることもできる。

食っちゃん昭和歌謡編

ホテルの朝食バイキングをしっかり食べて札幌駅に向かい、構内の「ありんこ」でお持ち帰りのおにぎりを2個買った。鮭とたらこである。この店のおにぎりは大きく、レギュラーサイズでも150g前後とコンビニおにぎりの1・3倍以上。大きなおにぎりを両手で頭の上にのせて帰る客の姿が、アリが餌を運ぶように見えるから店名が「ありんこ」となった。うそだよ。

これから倶知安の取材だ。本州出身だが鉄ちゃんだったから、倶知安をくっちゃんと発音することは中学の時から知っている。同じ頃、長万部の読み方は由利徹に教わった。いずれにせよ、最果て感がある地名だ。そこに行くにはあらかじめ昼飯を用意していなければならないだろうと強く思い、おにぎりを2個買ったのである。

列車では運良く座ることができた。カバンを網棚に置き、膝の上にまだ温かいおにぎりが入った袋を置く。せっかくできた時間だからと読書を始めるが、どうも集中できない。理由はわかっている。両腿の上のおにぎりの袋から海苔の良い匂いがするのである。食べたい。だが、通勤時間帯の列車である。それに、さっき朝飯を食べたばかりだ。でも食べたい。小樽に着いたら1個だけ食べよう。それまでは我慢だ。食べたい気持ちがままならぬ。北国の町は冷たく遠い……周囲の乗客たちは、座って本を読んでいる中年男が、まさか頭の中で東京ロマンチカを熱唱しているとは思っていないだろう。

列車は遅れていた。銭函をすぎ、朝里へ。忍べば懐かし古代の文字よ、であるがもうそれどころではない。食べたい。袋はまだ温かく、依然として腿の上からは海苔の良い匂いがしている。食べたい。我慢できない。うううっ。

江戸時代、未決囚に行われた拷問の一つに石責めというものがある。正座させられ腿の上に重たい石を載せられる。その痛みに耐えられず、大抵の者は自白する。

海苔の良い匂いがする。腿の上は温かい。白く柔らかいご飯、程よい塩味、鮭、たらこ

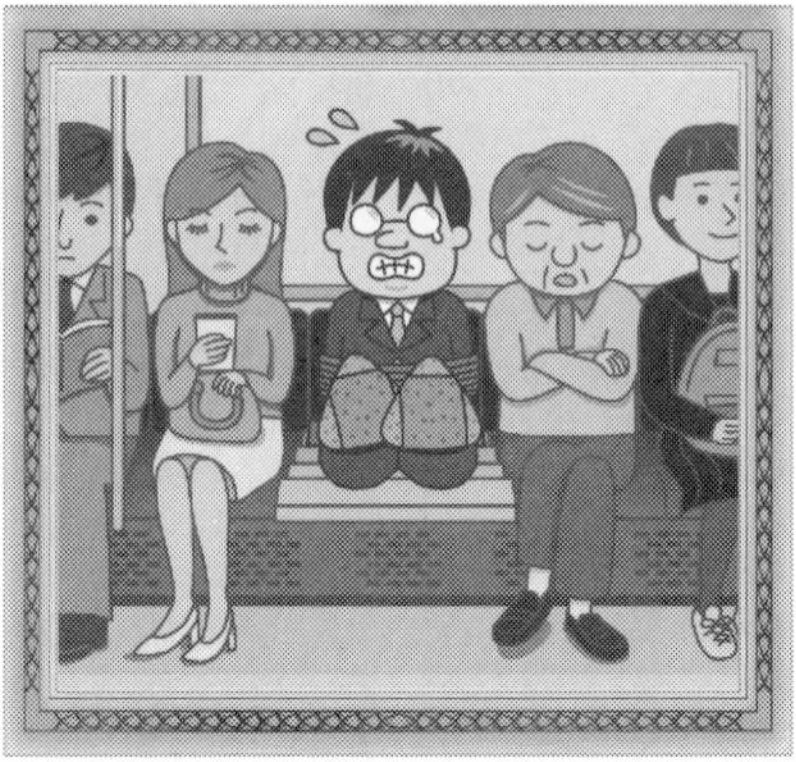

……ううっ、天野屋利兵衛は男でござるぅ。周囲の乗客たちは、座って本を読んでいる中年男が、まさか頭の中で大忠臣蔵を熱演しているとは思っていないだろう。

乗り換えの小樽に着いた。忍耐の浪曲歌謡は終わりである。金もいらなきゃ女もいらぬ。念願のおにぎり1個を乗り換え列車に乗るや否や食べ、5分後、すぐにまたもう1個食べた。食後、満腹感は絶頂だったが、激しい敗北感に襲われた。

なぜ俺は辛抱ができないのか。海苔の匂いが悪いのか、それとも俺が悪いのか。

平成の
三日坊主
ダイエット

食べる回数とダイエット

1日の食事の回数を増やすとやせるという説がある。「小分けダイエット」と呼ばれるもので、ふつう1日3回の食事を4~5回に分けて食べるというもの。

1日の食事の回数が少ないと、脳は次の食糧補給を心配して栄養を蓄えるよう指令を出す。その結果、脂肪がつきやすくなる。逆に頻繁に補給されていると認識すれば、脂肪はつきにくくなる。太りたいお相撲さんの食事は、原則として1日2回。太りたくなければその逆をしなさいということだ。ただし、これはあくまでも、1日3回の量を4~5回に分けて食べたらということのようで、ふつうは食べる回数が増えれば摂取量は増えてしまう。間食のお菓子類がいけないのも、お菓子のカロリーが高いからだけでなく、そもそも3回のご飯にプラスして食べてしまうから。だからといって食べる量と回数を両方とも減らせば脳が不安になって脂肪を蓄える……うーん、まったくダイエットは難しい。

人生は思った通りになる

あれは30代の半ば頃だった。敬愛する三遊亭歌之介師匠(2019年、「圓歌」襲名)が「人生は思い通りになる」と言った。当時の僕は、人生は思い通りにならないと考えていた。同じように考える誰かが「人生は思い通りにならない」と師匠に言った。すると師匠は、「人生は思い通りにならないと考えるあなたの人生はどうなのだ」と問うた。そして、「思い通りになっていない」ときっぱり答える相手に「ほら、(思い通りにならないと)思った通りになっているでしょ」。なるほどと思った。以来、「人生は思い通りになる」と念じるようにしている。

思いは叶う。志高く生きよう。だが、それでも、なかなか予定通りにはいかない。

同世代で事業に成功し、我が母校・郁文館を買収し、参議院議員にもなった人は、「自分の将来の予定表を作っていた」そうだ。「○歳で独立し、○歳で○億円の企業にする。

○歳で○を購入し、○もやる、と未来日記に予定を書き、そしてすべて実現してきた」と。その人も議員活動は予定通りにいかなかったらしい。俺も将来に向けて予定をたてよう。

還暦間近で、これからその人を追い抜く金持ちになるのは、あきらめたわけではないが、相当難しい。大金持ちになるための予定のたて方がわからないのだ。では、その金持ちを羨ましがらせるにはどうすれば良いのか。最初、金がなくてもモテてしまう中年になろうと考えた。例えば、20代後半から30代（に見える40代でも可）の女性から、「おじ様はどうして結婚なさっているの」と、潤んだ目でため息交じり呟かれる中年紳士だ。現状は「どうして結婚できたの？」と不思議がられている。しかし、そのようなおじ様になるための予定のたて方もよくわからない。目標変更だ。志は高くもとう。

大金持ちが確実に羨むことが一つある。健康で長生きしている年寄りになることだ。そのための予定表なら、作ることができるかもしれない。

健康で長生きのためには現状のメタボを治さねばならない。原因となる「不健康な生

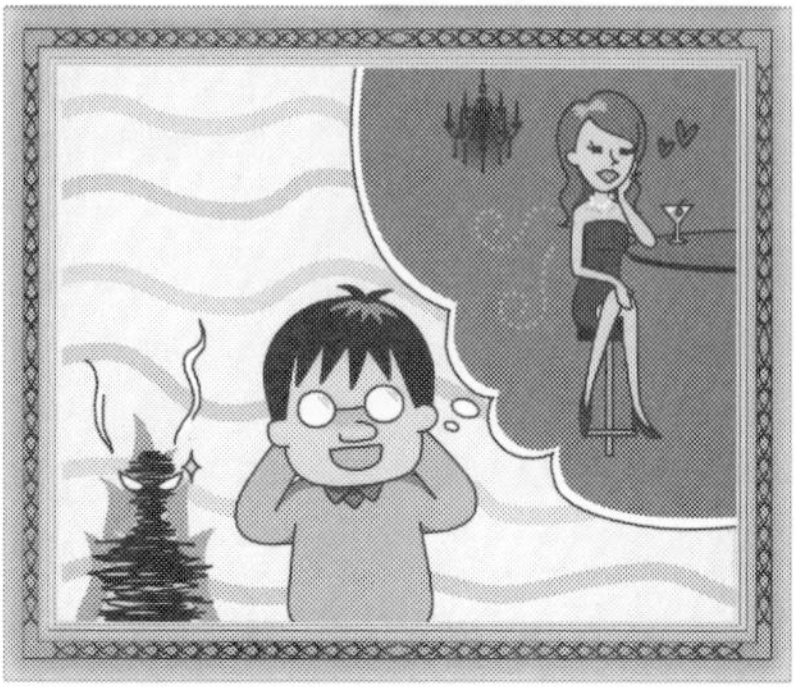

活習慣」を改善するための予定表を作ろう。将来の前に毎日の予定表を作り、規則正しく生活する。食事や運動時間、晩酌の量を決めれば、不適切な食生活も運動不足も飲みすぎも改善される。既に禁煙は達成したし、この予定をきっちり守れれば、来年の人間ドックでは数値が改善され、数年もしないうちに腹はへこみ、身長は伸びないまでも縮むことはないだろう。そして、潤んだ目の20代後半から30代（に見える40代でも可）の女性から……と妄想していると、「何をニヤニヤしているの」と妻が聞く。

そうだ、過度なストレスを減らすための予定もたてなければならない。人生は思い通りになるはずだ。

平成の三日坊主ダイエット

ラジオ体操ダイエットってなあに？

規則正しい毎日を過ごすための第一歩は、早寝早起き。夏休み中の思い出となっている朝のラジオ体操は、子供たちの生活習慣が乱れるのを防ぐために、毎朝欠かさず6時30分までに集合するイベントとして開かれていた。もちろん、ラジオ体操は夏休み以外にも毎日放送されている。スタートは1928年（昭和3年）。最初は、「国民保健体操」といった。

ところで、このラジオ体操の「ダイエット効果」を語る専門家は少なくない。わずか3分10秒（第一体操）の間に有酸素運動、ストレッチ、筋トレの要素がつまり、全身運動、脂肪燃焼、筋力アップができるというスグレモノだそうだ。さらに「毎朝やる」というところがポイント。毎日、朝6時30分（または8時40分）には欠かさず起きているという規則正しい生活は、健康な生活習慣をつくる。血行を良くするための無理のない簡単な運動も、毎日やることで代謝を良くする。新しい朝がきた、希望の朝。ソレ、1、2、3。

ニュースに学ぶ

【リチャード・キンブル】

どうすればやせられるのか。オウムの逃亡犯が逮捕され、その方法を知った。17年間、逃亡潜伏したらやせられるのである。

だが、俺に逃亡潜伏は無理だと思う。

昨夜も、初対面の人を相手に、聞かれてもいない氏素性をべらべらと喋っていた。

【第一書記】

近所の国の指導者が、国民を飢えから救うのが重点課題だと演説していた。自分だけ太っていてそんなことを言っても説得力がないぞ、とテレビを見ている人が突っ込んだ。わが社の経費節減策が遅々として進まない理由を知った。

ヘイセイ物語

コブトリ爺さん

右の手首に瘤のようなものができた。いつできたのかわからない。痛くないから気がつかなかった。妻に見せると、「それ、でんぐりごんじゃない」と言う。「でんぐりごん」って何だ、と急いでGoogle検索すると「もしかして、がんぐりおん？」と聞いてきた。Ok, Google。ＡＩが進化すれば夫婦のコミュニケーションはもっと円滑になるだろう。ガングリオンとは関節の近くにできる良性腫瘍で、放っておいても命にかかわることはないらしい。若い女性によく見られ、昔は修道女がよくなったので「聖書ダコ」ともいったらしい。俺って神聖なのかしら。

サイトの記事をいろいろ読んでみたが、命の心配はないがはっきりとした原因はわかっていないらしい。気になるが身体にメスを入れるのは嫌だ。鬼の前で踊ればきれいに取ってくれるかもしれないと、小太り爺は思うのであった。

でんぐりであろうががんぐりであろうが、良性であれば心配ない。心配なのは悪性腫瘍、つまりがんである。がんと書くか、ガンと表記するか、癌とするか、どれにしても怖いことにかわりがない。

聞くところによると、がんは体内でほぼ毎日発生しているらしい。体内に入る発がん物質や活性酸素などさまざまなものの影響で遺伝子は傷つき、突然変異した細胞が出現する。これががんのモトになるわけだが、ふつうは体の免疫力により、それは排除される。ところが免疫力が落ちていると細胞の異常が見落とされ、それが分裂を繰り返して腫瘍となり、がんを発症するのだそうだ。免疫力向上ががん予防のカギだ。

以前、ある人から「免疫力は意志によって高めることができる」と聞いた。その人は破産を経験した人で、儲かっている時に結婚した若い妻と小さな子供がいた。破産により健康保険にも入っていないので自分も家族も病気になったら大変だ。だから常に、「自分たちはウイルスなんかに負けない」と念じているのだそうだ。

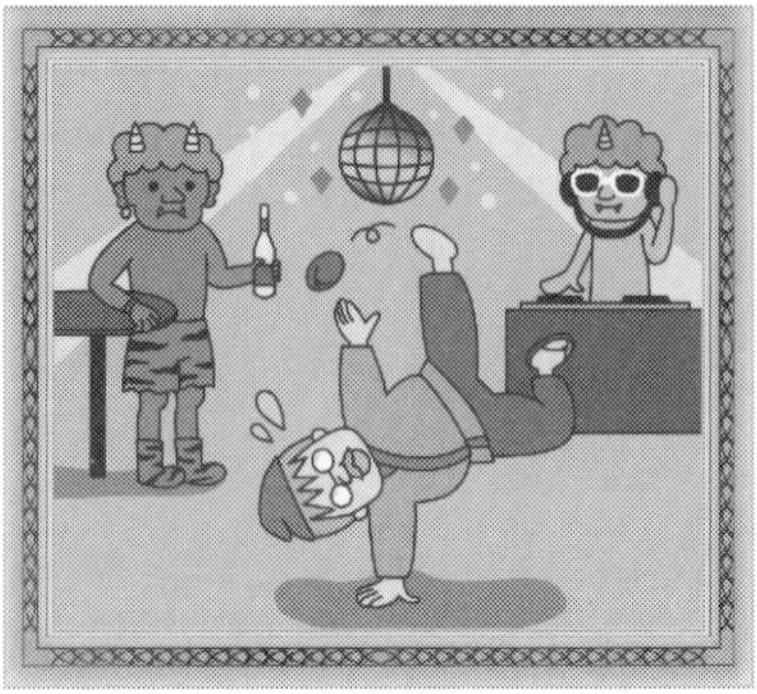

そんなことを言っても子供は無理だろうと思うが、そうではない。
ふつう子供が怪我をすると、親は「大丈夫。痛くない、痛くない」と言って安心させる。ところがその人は子供が血を流したりしていると、小さな傷でも「大変だ、死ぬぞ」と言う。子供は驚いて「わーん、死にたくない」と泣く。そうすると「死にたくない」という強い気持ちが免疫力を高め、傷の治りが早まるのだそうだ。なるほど。
イヤなことがあってクヨクヨしていると病気になる。気力が衰えると免疫力が落ちるのだ。イヤなことがあった日は、「わーん、死にたくない」と泣くに限る。そう小太り爺は思うのであった。

平成の
三日坊主
ダイエット

ちょいデブのダイエット

「ダイエットでむやみにやせるよりも、ちょいデブの方が長生きする」という、ダイエットで苦しむ我々への朗報。

国立がん研究センターが35万人以上のデータをもとに肥満度と死亡リスクを調べたところ、男性の死亡リスクではBMI25〜27の範囲が最低という結果になっている。

BMIとは肥満度を表す体格指数で、「体重（kg）÷身長（m）の2乗」で計算。日本肥満学会では「22」を標準とし、25以上を「肥満」と定義している。

この「25〜27」は、ちょいデブ。やせすぎの栄養不足は免疫力が弱い。無理にやせるなという朗報ではないか。

ただし、あくまでも「ちょい」で、その目安は腹囲がヒップよりも細いことだそうだ。うーん。

にっぽん平成ばなし

【第1話】

むかしむかし信州にとても親孝行な息子がいた。その母が病の床で「筋子おにぎりが食べたい」と言う。すでに夜10時をすぎて店はどこもやっていない。「朝になってお店が開いたら買ってくるから」と息子は言ったが、母は翌朝8時、息を引き取った。「苦労をかけた母親に筋子おにぎりを食べさせることができなかった。お店が朝7時から夜11時まで開いていたら…」と思った息子は、「二度と自分のような悲しい思いをする人をつくるまい」と一大決心をして、中央大学を卒業後、近くて便利、「開いててよかった」おにぎりを売るお店をつくったのである。孝行息子は後に、コンビニ太郎と呼ばれるようになる。

【第2話】

朝7時から夜11時までおにぎりを売っているお店は繁盛し、日本全国に広がった。砂丘に阻まれたり、ねぶたやアメリカ海兵隊に邪魔された鳥取、青森、沖縄への進出は手間取ったが、それも果たす。

コンビニ太郎の店が躍進すると、真似をする者も出てくる。コンビニたけしもその一人だ。ライバルは自分の店にもっと客を呼び込もうと、朝6時から夜12時まで開けることにした。ならばと、コンビニ太郎は朝5時に店を開け、深夜1時まで営業した。すると敵は4時に開け2時まで営業。ならば、コンビニ太郎は3時から3時まで店に立った。24時間営業のはじまりである。開いててよかった。

【第3話】

コンビニ太郎が24時間営業をはじめると人々は感動した。24時間やれば人はそんなに感動するのかと、日本テレビが真似をした。コンビニたけしも24時間営業をはじめた。

もはや営業時間での争いはできない。コンビニ太郎はおにぎり以外のモノも売りはじめた。パン、アイスクリーム……。するとコンビニたけしも真似していろいろな食べ物を売りはじめ、ついには鶏のから揚げをその場で揚げて売りはじめた。
コンビニ太郎は考えた。食べ物だけでなく、なんでも扱う便利な店になろう、と。そして酒、調味料、野菜、薬、文房具、化粧品、下着まで売り、ついには銀行もはじめた。またも、コンビニ太郎は勝利した。開いててよかった。

【第4話】

なんでも売る便利なコンビニ太郎の店は繁盛した。だが、喜ぶ人ばかりではなかった。コンビニ太郎の店が酒や文房具などなんでも売るので、以前から酒や文房具だけを売っていたイヌやサルやキジの店にお客が来なくなった。
当然、彼らは苦情を言った。「コンビニ太郎さんコンビニ太郎さん。お腰につけた莫大な利益、一つ私にくださいな」。「あげましょう、あげましょう。これから私にフランチャイズ料を払って、経営方針についてくるならあげましょう」とコンビニ太郎は言った。そして多くのイヌやサルやキジが、お店をコンビニ太郎と同じ色に塗って繁盛した。開いててよかった。

【第5話】

イヌやサルやキジが頑張ってたくさんのコンビニ太郎のお店ができたが、しだいに客足が鈍ってきた。お客様に飽きられたようだ。

打開策に悩んでいたコンビニ太郎は、ある夜、銀座の街で、屋台で売られている磯部焼きやホステスの香水に人が吸い寄せられていくのを見た。「そうか、匂いか」と、コンビニ太郎は挽きたてのコーヒーを淹れて匂いで客を集めた。アメリカ人のシュルツは、これを真似てシアトルにエスプレッソの店を開いた。開いててよかった。

【第6話】

さまざまな手立てで躍進したコンビニ太郎だったが、ライバルも真似をしてどんどん追撃してきた。そしてライバルは、ついに価格競争をしかけてきた。コンビニ太郎はそれを受けて立った。長く果てしない消耗戦。20世紀終盤から21世紀初頭の、日本の長きにわたるデフレ経済は、この戦いが原因だった。

デフレは国を疲弊させる。コンビニ太郎は「価格ではない。多少高くとも良いものを提供すべきだ」と決断する。そして、最高級の筋子おにぎりをつくるために北海道に渡り、自ら石狩川に飛び込み、遡上する鮭をつかまえて腹を裂き筋子を入手した。

さらに、手伝いに駆り出されたアイヌの人々に狩猟生活をやめて稲作を行うよう勧め、自ら品種改良した最高級おにぎり用品種・ゆめぴりかの苗を与えた。また、離婚率の高い北海道におにぎり工場をつくった。シングルマザーたちに、赤ん坊をおぶったままでもできる仕事を提供したのだ。彼女たちは忌野清志郎の唄を歌いながらおにぎりを握る労働に励み、口々にコンビニ太郎を讃えた。「嗚呼、偉大なる首領総書記！」。こうしてでき上がった「金のおにぎりシリーズ」は市場を制圧し、ライバル店のコンビニたけしはおにぎり屋をやめて酒屋に転業する。開いててよかった。


【第7話】

日本のおにぎり市場を制圧したコンビニ太郎は、次いで世界進出を果たす。日本の創意工夫とおもてなしの心とノウハウで、世界中にコンビニ太郎の店ができた。コンビニ太郎は世界中の店で、おにぎりに限らず、それぞれ現地で必要とされるものをつくり、売った。アメリカでは寿司を、中国ではラーメンを、韓国ではマスクを、ギリシャでは銀行を、インドでは軽自動車を。ちなみにコンビニ太郎は、インドでは修と改名した。開いててよかった。よかった。

【番外編】

ここまでで、物語は「めでたし、めでたし」のハズだった。だが、そうはならないのが平成の物語である。

80歳をすぎてもコンビニ太郎は毎日元気に仕事をしていた。けれども、長期政権を喜ぶものばかりではない。ある時、イヌとサルとキジがコンビニ太郎の人事案に従わないと言ったので、コンビニ太郎は「じゃあ、ぼく辞める」と店のCEOを辞めてしまった。

コンビニ太郎の店は巨大化し、充分儲かっていたので、イヌもサルもキジも、もう太郎がいなくても充分やっていけると考えた。

ところが、コンビニ太郎がいなくなって2年半がたった頃、かつてコンビニ太郎にキビダンゴをもらったイヌが、人手不足だからもう24時間は働かないと言い出したのである。サルとキジは思わず「そんなことをしたら契約違反だから契約解除と違約金だぞ」と言ったが、マスコミは「ひどいひどい」とイヌの味方をした。テレビを観ていた赤鬼と青鬼はニヤニヤ笑っている。どうする、コンビニ太郎。物語は続く。開いてて……あっ、深夜は開いてない。

――以上、尊敬する先輩・コンビニ太郎に捧ぐ。

聞け万国の……

随分前、ドリフターズのコントで、志村が新規開店したコンビニの店長を演じていた。張り切ってオープンしたが、2日目ぐらいから元気がなくなり3日目はやつれ、4日目はフラフラで、次の日に倒れる……だったかな。たった1人で24時間営業をやっていたらしい。「ダメだこりゃ」と長さんが言って、ジャンジャン。

人手不足で、それがコントではない事態が生じそうだというニュースが平成の終わりに流れた。世の中は人手不足で、バイトが集まらない。一方「働き方改革」で長時間労働はNG。

もっとも、今回の騒動の場合、コンビニの店主は経営者であって労働関連法で保護される対象外。中小零細事業主はマルクスも想定しなかった階級だから、社会の矛盾を一手に引き受けることになっている。

桃太郎伝説

桃太郎は鬼を征伐して宝物を持ち帰った。しかし、何もしていない鬼をいきなり襲って宝物をぶん取るのだから、悪いのは桃太郎の方ではないかという主張が昔からある。仮に鬼が悪い奴だとしても、鬼の宝物を持ち帰っておじいさんとおばあさんに渡した、つまり我が家の物としたのであれば、それは立派な強盗もしくは横領だ。それに、酒を飲んで宴会中のところを予告なしに襲うのは卑怯じゃないか。

桃太郎はなぜ、鬼を襲ったのか。

その理由は、鬼は桃太郎の村が仲良しの、海を隔てた遠くの村の人と、桃太郎の村のことは無関係のことで喧嘩をしているから。たとえ遠くても無関係でも、友だちは友だち。助太刀せねばならぬ。しないと後で文句を言われるかもしれない。友だちと言っているが、本当は桃太郎の村はその村の子分なのだ。鬼をあのまま放置すると、次はきっと我が村を襲うに違いない……。そのような理由で、政府は集団的自衛権の行使を容認したのである。

桃太郎は桃から生まれた。昔から桃は不老不死の霊薬の果実とされているが、若い女性の象徴とも言われている。

おじいさんとおばあさんには子供がなかった。だからおばあさんは流れ者の若い娘を拾ってきて、おじいさんの子を産ませたのだという説がある。おじいさんが平川カントリークラブでの芝刈りの帰りに若い桃を抱えて帰ってきたら、包丁は桃ではなくおじいさんに向けられただろうが、おばあさん自らが拾ってきた場合はＯＫなのである……などと考えていたら、妻が台所から桃と包丁を持ってきたので少し慌てた。桃は手でむいてください。

朝が来た

忘年会のカラオケで「師走は忙しい、町は慌ただしい」と歌おうと思ったが、それはもう随分前の曲だ。

朝ドラの再放送を見ながらつくづく時の経つ早さを感じ、時間感覚がぐちゃぐちゃになっている自分を感じる。歳を取ると時間経過が早い。「この前さ」とスタッフに話しかけたその話は8年前の出来事で、彼女が高校生の時のことだ。

さなぎも蝶になり、やがておばさんになる。そのうち、ゲゲゲとジェジェジェのどっちが先だったかがわからなくなる。いや、もう、少しなっている。びっくりぽんや、ごきげんよう、と言いながらチキンラーメンを食べる。

あまちゃん

平成25年（2013年）

平成25年度上半期のNHK朝ドラ・第88シリーズ。東北地方・岩手県三陸海岸沿いにある架空の町・北三陸市を舞台に、東日本大震災を劇内出来事としても扱った。朝ドラは正式には『連続テレビ小説』といい、1961年（昭和36年）から放送されている。昔は朝放送し、昼に再放送だったたが、今はBSで早朝と深夜にも放送されている。

NHK朝ドラシリーズ（2010年～）

	タイトル	主演	最高視聴率
2010年/前	ゲゲゲの女房	松下奈緒	23.6%
2010年/後	てっぱん	瀧本美織	23.6%
2011年/前	おひさま	井上真央	22.6%
2011年/後	カーネーション	尾野真千子	25.0%
2012年/前	梅ちゃん先生	堀北真希	24.9%
2012年/後	純と愛	夏菜	20.2%
2013年/前	あまちゃん	のん（能年玲奈）	27.0%
2013年/後	ごちそうさん	杏	27.3%
2014年/前	花子とアン	吉高由里子	25.9%
2014年/後	マッサン	Charlotte Kate Fox	25.0%
2015年/前	まれ	土屋太鳳	22.7%
2015年/後	あさが来た	波留	27.2%
2016年/前	とと姉ちゃん	高畑充希	25.9%
2016年/後	べっぴんさん	芳根京子	22.5%
2017年/前	ひよっこ	有村架純	24.4%
2017年/後	わろてんか	葵わかな	22.5%
2018年/前	半分、青い。	永野芽郁	24.5%
2018年/後	まんぷく	安藤サクラ	23.8%

整腸戦略

朝一番で事務所に出社した。まずはトイレに入ろうと扉を開けたら、ハトが飛び出てきた。手品ではない。

こちらも驚いたが、ハトも相当驚いたらしく、バタバタとあちこちにぶつかって飛びまわり、そして、開いていたトイレの窓から外に出て行った。そこから入ったようだ。

個室に飾ってあったガラスの花瓶が落ちて便座に入っている。瓶は割れ、便器も少し欠けている。二日酔いのせいで腹がゴロゴロするが、とりあえず応急処置をしなければ使えない。便器に手を突っ込んでガラスを取り出し、便座まわりに飛び散った陶器やガラスの破片をトイレットペーパーで拾い集めた。あっ、手を少し切った。こういう時だよな。俺は世界一不幸だと感じるのは。

子供の頃からお腹が弱かった。小学生の頃は二日酔いはなかったが、給食の牛乳が天敵

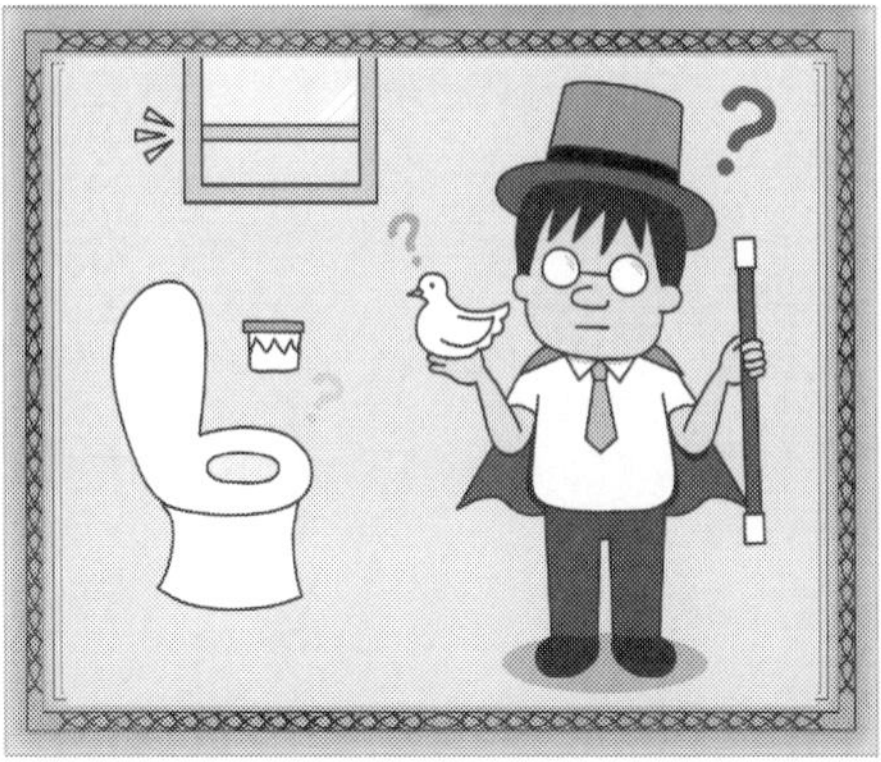

だった。週に2、3度、しっかり冷えたやつにあたった日は、5時間目をすぎたあたりからお腹がゴロゴロする。しかし、小学校のトイレで「大」に入ったところを見られれば、次の学級委員選挙は乗り切れない。とにかく家まで走って帰るしかないのだ。そして、そういう日に限って、下駄箱の前で大好きな隣のクラスのユリちゃんを見かけたりする。何か話しかけたいのだが、そんなことをしている身体の状態ではない。青い顔をして彼女の顔を見て、無言で家に向かって走る。目に涙をため、首を振りながら家に走る。週に2、3度、下駄箱の前で青い顔をしてにらんでくる隣のクラスの少年を、少女が好きに

なることはなかった。僕は世界一不幸だと思った。

大人になっても好きな女の子の理解を得ることはなかったが、牛乳でお腹がゴロゴロすることはなくなった。酒を飲む前には牛乳を飲むと良いと言われているので、励行している。首を振って走っていた少年は、今は背広の腰に手をあてて町村牛乳を飲んでいる。

だが、相変わらずお腹は弱く、トイレの頻度も高い。便秘で苦しむ人は多いと聞くが、その状態はよくわからない。トイレに行かなくて済むなら、学級委員選挙に支障はないだろうに。

下痢を止めるのは下痢止め、便秘を治すのは便秘薬。整腸剤は腸を整えてその両方を改善するのだが、ときどき乳糖が入った整腸剤があるから注意が必要だ。今は下痢止め「ストッパ」を携帯している。だからいつだって学級委員選挙に出馬できる。

医学の進歩は学級委員だけでなく、国家の政権維持にも不可欠だ。以前、お腹の問題で退陣した首相は、良い薬のおかげで復活し、平成をすぎても長期政権を維持している。

平成の
三日坊主
ダイエット

牛乳ダイエットってなあに?

牛乳はカロリーが高いというイメージがあるが、コップ1杯で約130Kcal程度。もちろん、カロリーだけでなく脂質のことも考えねばならないが、低脂肪・無脂肪の牛乳もスーパーに並んでいる。

この牛乳にダイエット効果があるという説がある。牛乳に含まれる栄養素のうち、バリン、ロイシン、イソロイシンといったアミノ酸などのたんぱく質は、筋肉の成長を助け、体の基礎代謝アップにつながる。また、ビタミンB1、ビタミンB2、パントテン酸という成分は、糖質・脂質などを分解し、排出させる働きがある。つまり、牛乳にはやせる効果がある栄養素がたくさん入っている、ということ。

栄養素が多数含まれる牛乳を食事の前や空腹時に飲むことで食事量を減らす、それが一番のポイント。毎日、決まった量を欠かさず飲むという習慣化も大事。あっ、今朝忘れた。

平成の事件とデータ

羽田内閣短命に終わる

平成6年（1994年）

平成の総理大臣は全部で17人。内閣の「代数」では74代竹下登から94代安倍晋三（第4次）までである。

平成30年間を17人の総理大臣が務めたが、このうち安倍と小泉純一郎と橋本龍太郎、海部俊樹の在任が6000日以上なので、残りの13人は概ね1人1年程度ということになる。

現行憲法下で最も長く総理を務めたのは佐藤栄作。在職2798日。次が吉田茂、3位が安倍晋三で更新中。安倍総理が「記録」を意識するなら、憲法は変えない方が良いだろう。

逆に最短は、在任64日の羽田孜。次は「3本指」の宇野宗佑で69日。ともに平成時代の総理。

羽田はスキャンダルで内閣を放り出した格好の細川護熙の後を受けて就任したが、非自民連合の分裂と対立の中で組閣が難航。総理認証の後、各大臣が決まるまでの9時間、1人で全大臣の臨時代理として兼務する「1人内閣」を経験した。

組閣後も混乱は続き、内閣不信任案を突き付けられ、6月30日をもって辞職した。

羽田と言えば「省エネスーツ」。信念を持ってその普及に努めたが、羽田の内閣は夏を乗り切ることはできなかった。

平成の総理大臣在任期間

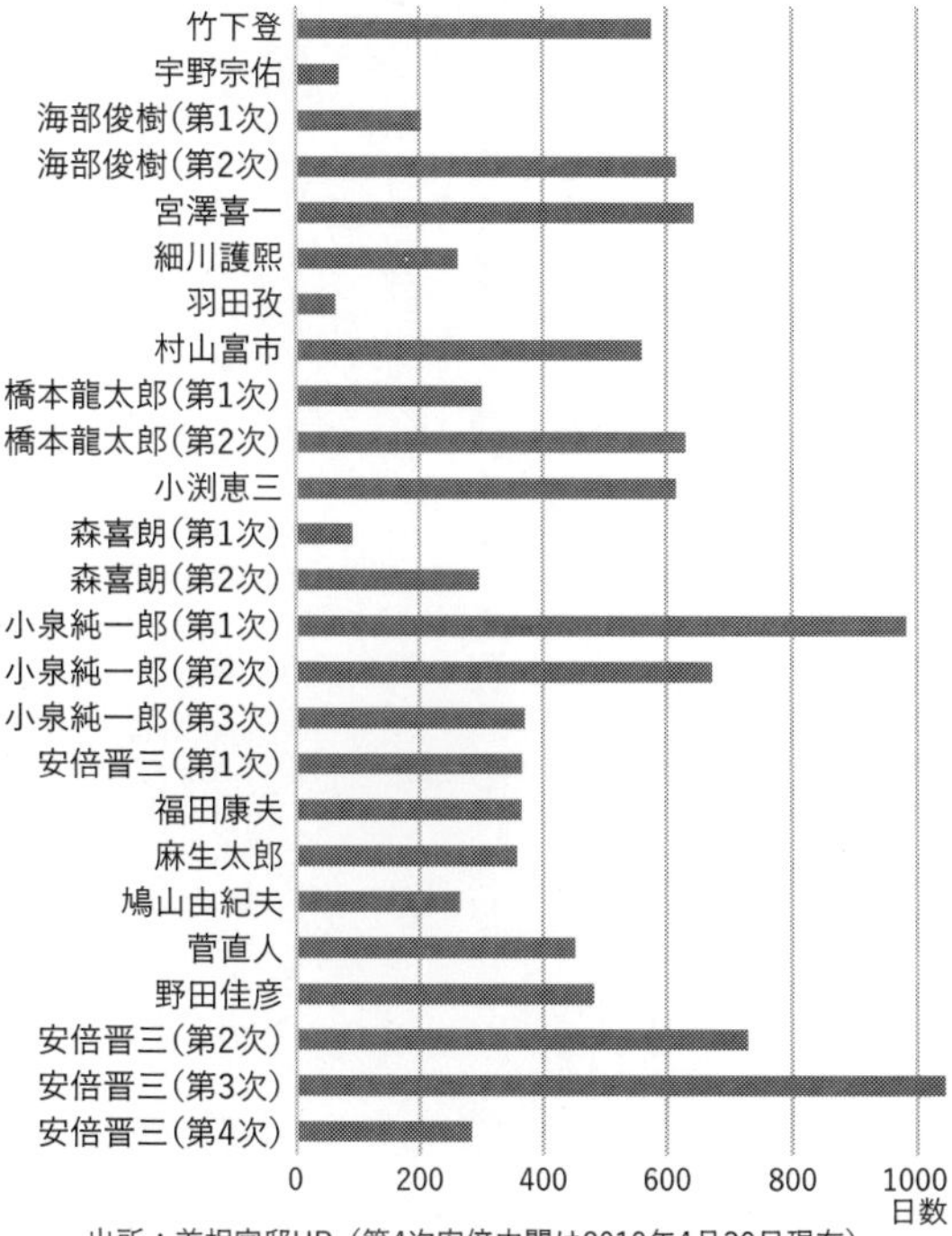

出所：首相官邸HP（第4次安倍内閣は2019年4月30日現在）

飲まるるべからず

酒は百薬の長だと信じている。薬だから飲みすぎれば副作用がある。翌日の頭の痛みや腹くだりは夕方になれば治るが、やらかしてしまったことへの後悔はいつまでも消えない。酒が体質的にダメだという友人は、飲んでいるそばから具合が悪くなるという。実にうらやましいことだ。飲んでいるそばから具合が悪くなれば、馬鹿なことを言って録音されたり、高校生に迫ったりしないですむだろう。もっとも、あれはあれで、どこかの具合が悪かったのかもしれない。いずれにせよ飲みすぎは良くない。以前、知り合いの偉い人が酔って「酒と女はニゴウまで」と言っていたが、それも今言ったらアウトだ。酔った時に打つメールも危ない。つい余計なことを書いてしまう。発言はお互いの記憶違いと言い逃れるが、メールはそれ自体が証拠だ。飲んだら打つな、打つなら飲むな。

後悔と反省を繰り返しながら長年酒を飲んでいると、やはり具合の悪いところも出てくる。医者からは脂質異常だと言われた。なので3カ月に一度、病院に通っている。血液検査をし、その結果をもとに診察を受けて、薬をもらって帰る。

転勤なのか転職なのか、通院している総合病院はよく医者が交代する。今の担当医は確か4人目で、若くて感じの良い女医さん。「庶民的」な感じで話がしやすく、別の科でもらっている薬のことも質問したりしている。これが大門未知子だったら、「夜中に何度もオシッコに起きます」などと正直に言えないだろう。以前、別の病院で網タイツを履いて足を組み替える女医に診察された時は、ロクに話もせず無駄に血圧を上げた。ただ、今の庶民的な女医からも降圧の薬は処方されている。

忙しい日が続き、定期検査の予約を2週間延ばして受けた診察で、尿酸値も上がっていると指摘された。担当の女医は心配そうな顔で、最近、何か変わったことがあるかと聞く。変わったことはない。いつも定期検査の前は節制して臨むのだが、忙しくていつも通り宴会続きのまま受診した。信頼している女医に、ありのままの自分を見てもらいたかっただ

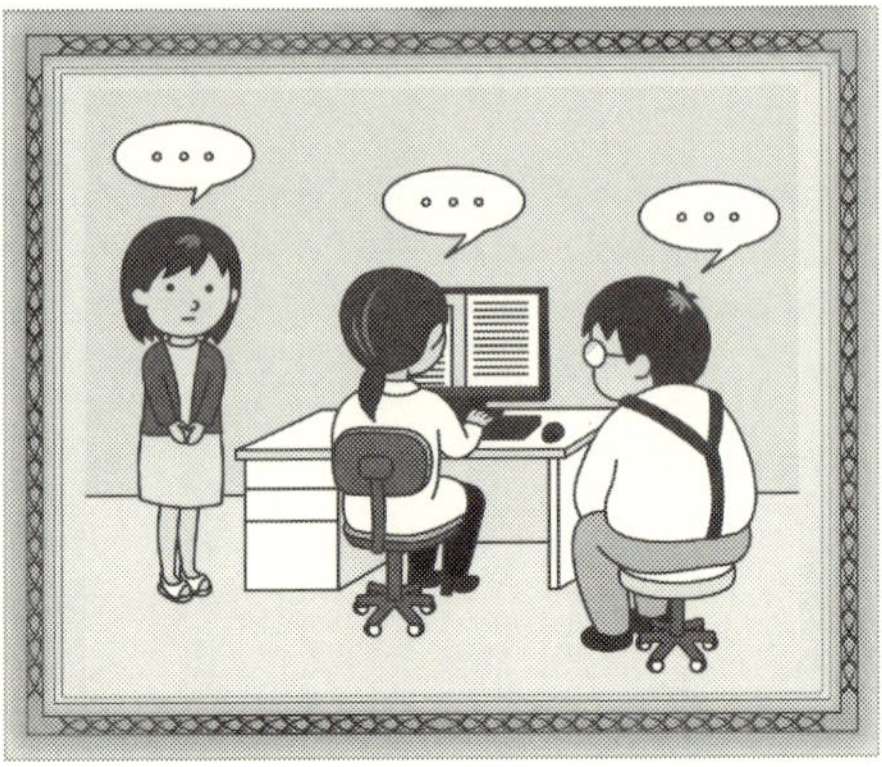

けなのだ。
そのことを正直に話すと、暴飲暴食は慎んでください ね、と優しく言い、お肉やお酒を控えるか薬を飲むかどっちにしますか、と聞かれたので、「薬を出してください」とすかさず言った。今月もまた宴会が続く。メダルのためにドーピングするアスリートも、きっとこんな心境だろう。女医の笑顔は消え、黙ってパソコンの方を向いて処方箋を入力した。その横顔は「ったく」という顔だった。

朝湯の習慣

朝寝朝酒朝湯が大好きである。だが潰すほどの身上もなく、また、稼がねばならないから寝坊したり朝に酒を飲んだりする時間がとれない。それでも、朝湯だけは励行している。

はじめて風呂付きのアパートに住んだのは25歳のときだった。嬉しくて朝晩入った。最近は事務所のそばのスポーツジムで朝風呂に入っている。始業前の1時間、ちょっと体操してから銭湯感覚で入る。月会費のモトをとろうという魂胆だ。

朝、人がほとんどいない大浴場は快適だ。若い頃は、いずれ成功し豪邸を建て、毎朝、大浴場で朝風呂に入る身分になろうと思っていた。窓打つ嵐に夢も破れ豪邸は建たなかったが、毎朝、大浴場に入るところだけは実現した。少し、慌ただしいけど。

若い頃夢見たわが大浴場は、ライオンの口からお湯が出るタイプだった。今度、ジムのお風呂のお湯の出口に、こっそりライオンのお面をかぶせてみたいと思っている。

平成の事件とデータ

酒類販売の自由化
平成18年（2006年）

平成は「規制緩和」が進められた時代だった。平成10年に規制緩和推進3か年計画が閣議決定されたが、その中には酒類販売の自由化も含まれていた。それまで酒税を確実に徴収するために行われていた酒類の小売業免許は厳格で、新規参入はなかなかできなかった。それが緩和されることでスーパーなどでの酒類販売が増え、酒の安売りも始まった。

酒が安くなることは酒飲みにとってはありがたいが、酒屋の経営は厳しくなった。平成になって酒の小売店、町の酒屋さんはどんどん減少している。酒屋さんを守るためにできたのが「酒類小売業者の経営の改善等に関する緊急措置法」という議員立法。平成15年に成立し地域によって新規開店ができないようにしたが、緊急措置ということで3年後に廃止。これによって、酒類の小売販売はほぼ完全自由化された。

安くなれば販売量が伸びるかというと、そうでもない。酒の販売量は平成8年、消費量と酒税税収は6年をピークに減り続けている。日本人の酒量が減れば、酒での失敗も減るのだろうか。

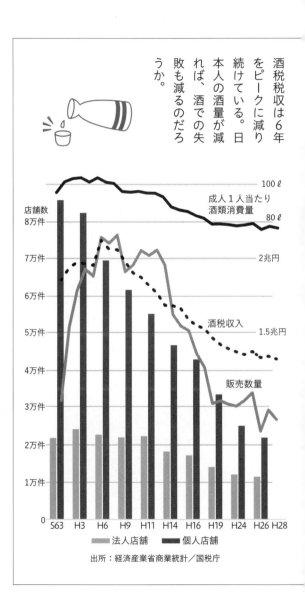

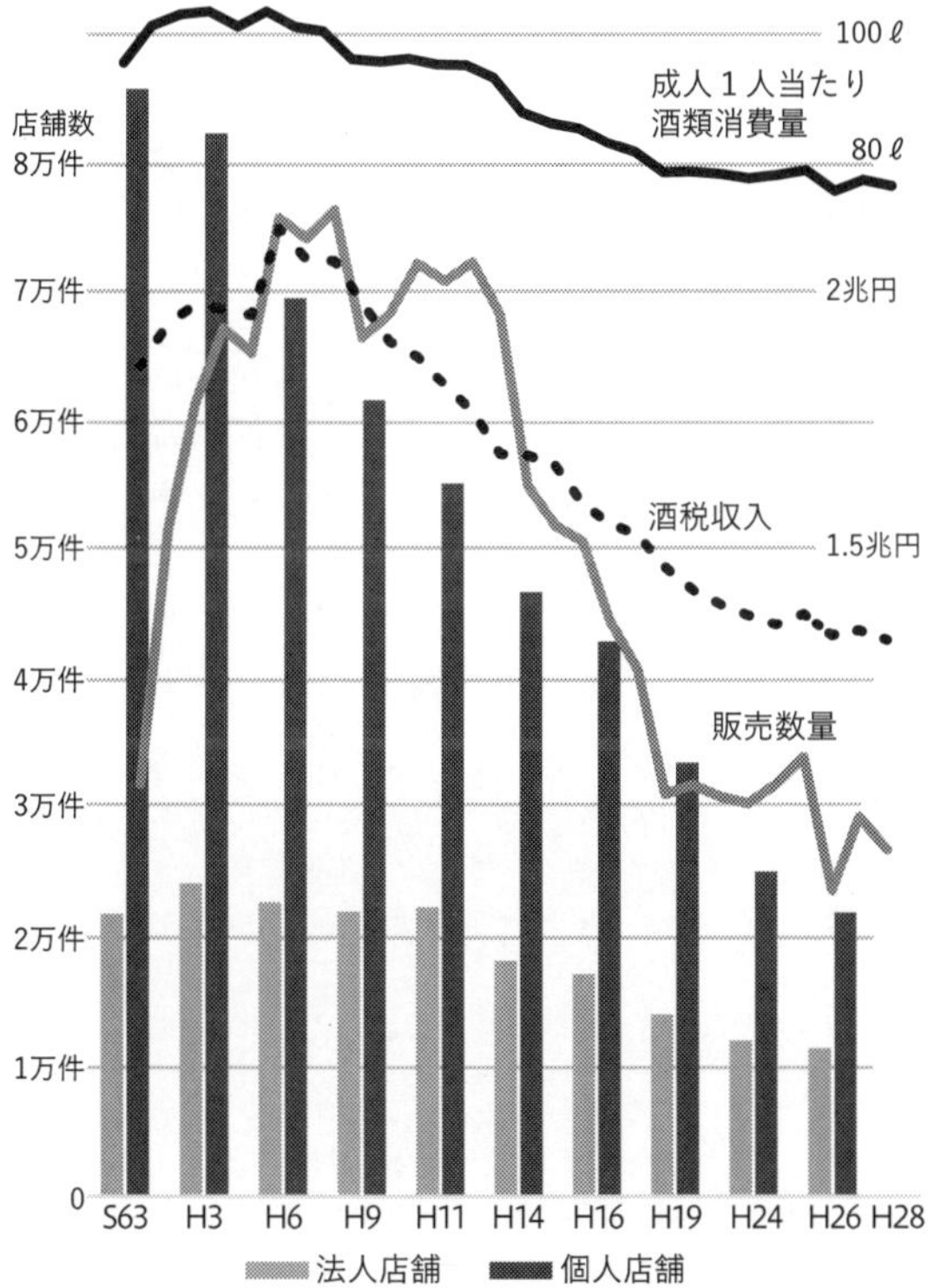

出所：経済産業省商業統計／国税庁

新薬

10年以上前にタバコを止める時、ニコレットを使った。チェーンスモーカーが禁煙したので、喉の繊毛が過敏になって咳が頻繁に出た。咳止めにアネトンを常用したが、これでバイアグラを使うようにでもなったら、俺の肉体はファイザー製薬に支配されることになるな、と40代半ばで怯えた。後で知ったが、その頃すでにファイザーが開発したニコレットとアネトンの権利は、バンドエイドのジョンソン・エンド・ジョンソンに売却されていた。

ファイザーがバイアグラを開発したのは1998年で、同社はその後、目立った新薬の開発がなく苦戦しているとも聞く。そんなファイザーの開発陣にぜひ提案したいのが、二日酔いを確実に防ぐ薬だ。処方はいたって簡単である。

二日酔いの不調はアルコールが分解される途中でできるアセトアルデヒドが引き起こすらしい。だったらそのアセトアルデヒドを固めて先に飲んでしまえば良い。飲む前に一錠服用する。すると頭痛と吐き気とムカつきが生じる。これなら二日酔いになるほど飲もうとは思うまい。ヘパリーゼより俄然効き目がある。

しかし、頭痛と吐き気とムカつきは肉体的ダメージが大きい。アセトアルデヒドは発がん性も心配されている。ならば精神的ダメージを先に与える薬はできないものか。酒を飲んで愚かなことをしでかした後の後悔が先にイメージできる薬。反省を先まわりしてできるようになれば、少しは立派な人間になれるだろう。

昔から後悔は先に立たずと言うが、バイアグラを開発した会社ならできるはずだ。

鰻の禁止事項

【その1】 うなぎ屋に空腹で入ってはいけない。まずお銚子を1本とり、おしんこと板わさあたりをつまみに飲み、次いで肝焼きを2本食べて、またお銚子を1本とる。焼き上がった白焼をつまみにしてもう1本お銚子をとる頃には、酔って食欲中枢が麻痺する。そうなったら、出てきたうな重を一気食いするのである。もし空腹で入ったらどうなるか。うな重の出来上がりを待つのが辛い。空きっ腹にお銚子で、もう酔っ払いである。おしんこと板わさの一気食いで満腹である。あぁ、俺のうな重はいつになったら出てくるんだよ。

【その2】 うなぎ屋に初対面の人と入ってはいけない。相手が話し上手か聴き上手なら良いが、そうでないと残念なことになる。まずお銚子を1本とり、おしんこと板わさあたりをつまみに飲み、次いで肝焼きを2本食べて、またお銚子を1本とる。焼き上がった白焼をつまみにしてもう1本お銚子をとる。その頃には十分うちとけていて……というようなことは、まれである。相手が下戸だったら悲惨だ。間を持たせようといろいろ話すと、相手はこちらを酔っ払いだと思う。話題が途切れ、気まずい空気が流れる。相手は両手で茶碗を持って黙ってテレビを見る。あぁ、俺のうな重はいつになったら出てくるんだよ。

【その3】うなぎ屋に親しい人と入ってはいけない。親しい人とは、妻である。まずお銚子を1本とる。えー、また飲むのー、と言われる。おしんこと板わさをつまみにとると言うと、どっちかになさいと言われる。次いで肝焼きを2本とろうとすると、私、肝はいらない、と却下される。またお銚子を1本とると、えー、まだ飲むのと言われる。白焼をつまみにしたいと言っても、ちゃんと食べ切れるのねと念押しされ、さらにもう1本お銚子をとろうとすると、もうよしなさいと言われる。そして、出てきたうな重を一気食いすると、よく噛まないから太るのよと叱られる。

あぁ、俺のうな重はまだ出さなくて良い。もう1本飲むぞ。

平成の事件とデータ

うなぎの高騰と〝発見〟

平成25年（2013年）

平成・日本はデフレが続いたが、高騰を続けているものもある。その代表格がうなぎだ。ニホンウナギ稚魚の漁獲量は時折回復するものの、全体としては減少。ことに2013年は極端に減り、それに伴い卸値も1kgあたり平均248万円まで高騰した。これが平成のレコードかと思いきや、実は平成最後の18年度はさらに高騰が心配されている。

うなぎという生き物の生態は未解明な点が多い。

ニホンウナギは日本から2000km以上離れた太平洋上で産卵し、稚魚が東アジアに回遊する。そこまではわかっていたが、その産卵場所が見つかったのは、2009年（平成21年）のこと。なんと人類は、21世紀になるまでうなぎがどこで生まれるかを知らなかった。

アリストテレスの時代はうなぎは泥から自然発生すると思われていたらしい。それは、卵や胎児を持ったうなぎを誰も見たことがないからだ。

2009年になぜかうなぎの漁獲量は増えるが、翌年激減。

人類がうなぎの生態を知ることができた時、天然うなぎが地球上から消えてなくなるのかもしれない。

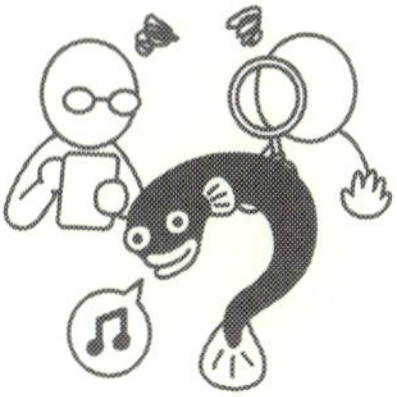

うなぎの生産・供給と価格

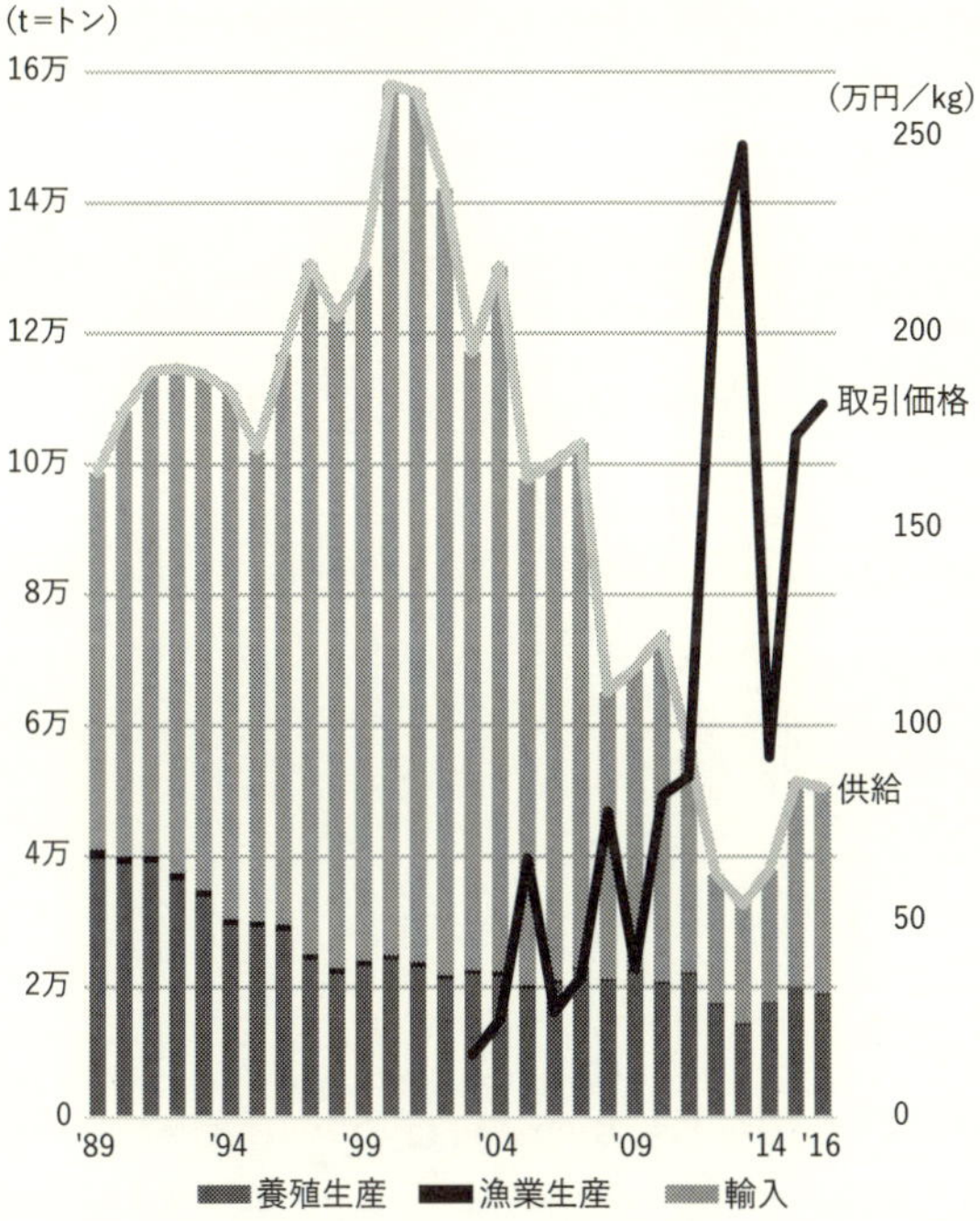

出所：水産庁等各種調査より作成

駅前留学

小学生の頃、夏休みや春休みの再放送で何度も観た『チキチキマシン猛レース』のブラック魔王は、競走相手の妨害に失敗して崖から落ちる時、「助けて！」と言わず「神様〜っ」と叫びながら落ちて行った。ブラック魔王は嫌われ者だから、助けてくれと言っても誰も来てくれないし、部下のケンケンに頼むとロクなことにならないのを知っているから、神様に救いを求めるのだろうと思った。

中学生になって字幕の洋画を観ていると、「助けて」の字幕のところで女優が「Oh my God!」と叫んでいる。なるほど、そういうことなのかとわかった。この時、もう少し英語に対する興味関心が高まっていれば、グローバル化に対応したビジネスマンになっていただろう。しかし女優の胸元ばかり気にしていた昭和の中学生は、平成になって、ブラック企業の間抜けな中年社長になっている。後ろで部下が、声を押し殺して笑っている。『チキチキマシン猛レース』の原題は『Wacky Races』で、1968年に全米ネットワークのCBSで放送されたそうだ。Wackyが日本で「猛レース」になったのは、日本での放映当時に大反響となっていた丸善石油のCM「Oh！モーレツ」から「モーレース」となったということを最近Wikipediaで知った。昭和史は、まだまだ解明せねばならないことが多い。

モーレツは「猛烈」と漢字で書けるが、モーレツを英語で何というのかわからない。わかったとしても発音できない。英語ができないことは、数多くあるコンプレックスの中の1つだ。ずいぶん前、ハワイのホテルでテレビをつけたら『暴れん坊将軍』をやっていた。英語の字幕付き。町娘の「誰？　新さんかしら」も、悪役勘定奉行の「何奴じゃ！」も、同じ「Who are you?」と出る。鳶の頭・北島三郎の「がってんでぇ」も、側用人の「御意」も同じ「Yes sir」。

俺はどうして、こんな簡単な言語を話せないのだろうか。

「外国語活動」必修化

平成23年（2011年）

2011年度より、小学校の新学習指導要領が全面実施され、5年、6年の高学年で「外国語活動」が必修化された。年間35単位時間、ほぼ週1コマである。

文科省によれば「外国語活動においては、音声を中心に外国語に慣れ親しませる活動を通じて、言語や文化について体験的に理解を深めるとともに、積極的にコミュニケーションを図ろうとする態度を育成し、コミュニケーション能力の素地を養うことを目標」としている。

外国語と言っても、ほとんど英語教育である。「英語」は2020年度には必修科目となる予定で、「外国語活動」も小学3年生から始められるようになっている。また、私立中学の一部では受験科目に英語の導入を検討しているという。

世の中で英語の重要度が一層高まっている中で、英会話教室の受講生の伸びはそれほどでもない。２００７年にＮＯＶＡの経営破綻で英会話教室は大きくイメージダウンしたが、その後もかつてほどの隆盛はない。公的英語教育の時間が増え、駅前留学が必要な層が絞られてきたのだろうか。

外国語会話教室の売上と受講生

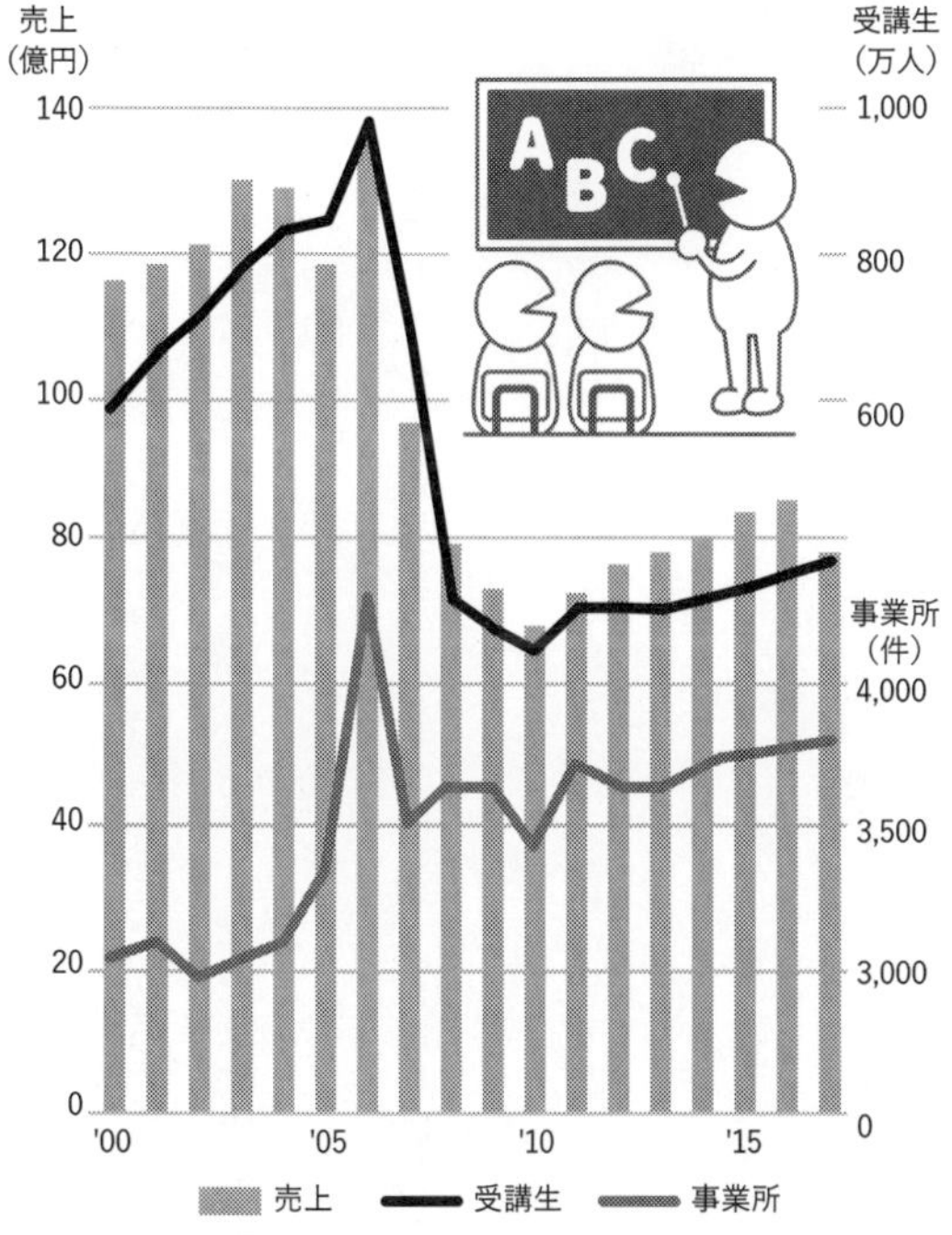

出所：経済産業省「特定サービス動態統計調査 外国語会話教室」

硬貨不硬貨

「消費税10％」をやる、と首相は言っている。やるけど景気も心配だからいろいろやるとも言っている。で、政府はいろいろやるメニューを出しているが、あんなに大盤振る舞いをして大丈夫だろうか。増税は景気対策のためではなかったはずだ。

消費増税と一緒に、政府はキャッシュレス化も進めようとしている。紙幣も硬貨も使わない社会にしたいらしい。

千円札の番号がなくなって、同じ番号を刷り色を変えてまた使うと言っているから、もうお札を刷りたくないのかもしれない。

硬貨を造りたくないという理由はわかっている。1円玉の製造費が1円以上というのは、すでに広く知られている。3円ぐらいかかっているんじゃないかという説が有力だが、政府は通貨の原価は非公表としている。原料のアルミニウムは電気をたくさん使う。消費増税で1円玉がたくさん必要だから、原発を稼働させてくださいと言えば良いのに。

そういえば若い頃「落ちている1円玉を拾うと、1円以上のエネルギーを使うから損だ」という話を聞いたことがある。最近、真偽を確かめたくてネットを検索すると、こういうことを一生懸命研究・計算している人がいた。1円玉を拾う所作を軽いスクワットに見立て、その数秒の運動量を1日の平均摂取カロリーから割り出した値とで比較している。結論から言うと、拾っても損はしない。

ただし、食費が1日4200円を超える男性の場合は、カロリー単価が高いから、かがんで1円玉を拾うと損をする。この所作の計算で消費税を考慮すべきかどうかはわからないが、食料品の軽減税率を考えるとさらにややこしくなる。

すでにキャッシュレスは確実に進んでいる。そのうち、「昔、1円玉というのがあったらしい」という話になるかも。若者は聞く。「1円玉って何?」。多少勉強している子供なら「和同開珎の後に出たやつ」と答えるだろう。

平成の事件とデータ

消費税導入

平成元年（1989年）

平成になって消費税が導入された。1989年（平成元年）4月1日、前日まで100円で売っていたものが103円になった。釣銭で財布の小銭がやたらと増えたし、小売店では1円玉が不足した。

NHK「みんなのうた」で流された平成の名曲『一円玉の旅がらす』は、その翌年にリリースされた。「1円だって…、1円だって…」。多くの国民が1円玉に関心を持った時期だったので大ヒットした。B面は『みんなの演歌』。

3%の消費税が導入された1989年、1円玉は前年の2倍、24億8000万枚も製造された。10円玉などその他の硬貨も大幅に増産される。1997年の5%の時は5円と50円、500円硬貨が大幅増。そして8%になった2014年には、前年55万4000枚だった1円玉の製造枚数は1億2400万枚。それでもキャッシュレス化が進み、硬貨全体の製造枚

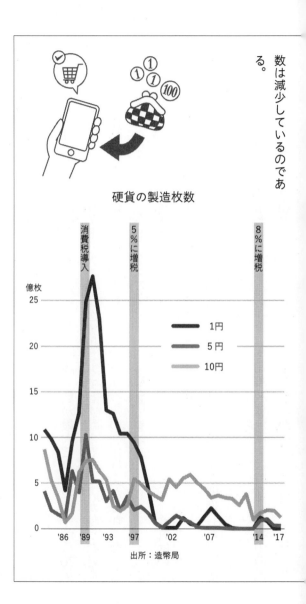

数は減少しているのである。

硬貨の製造枚数

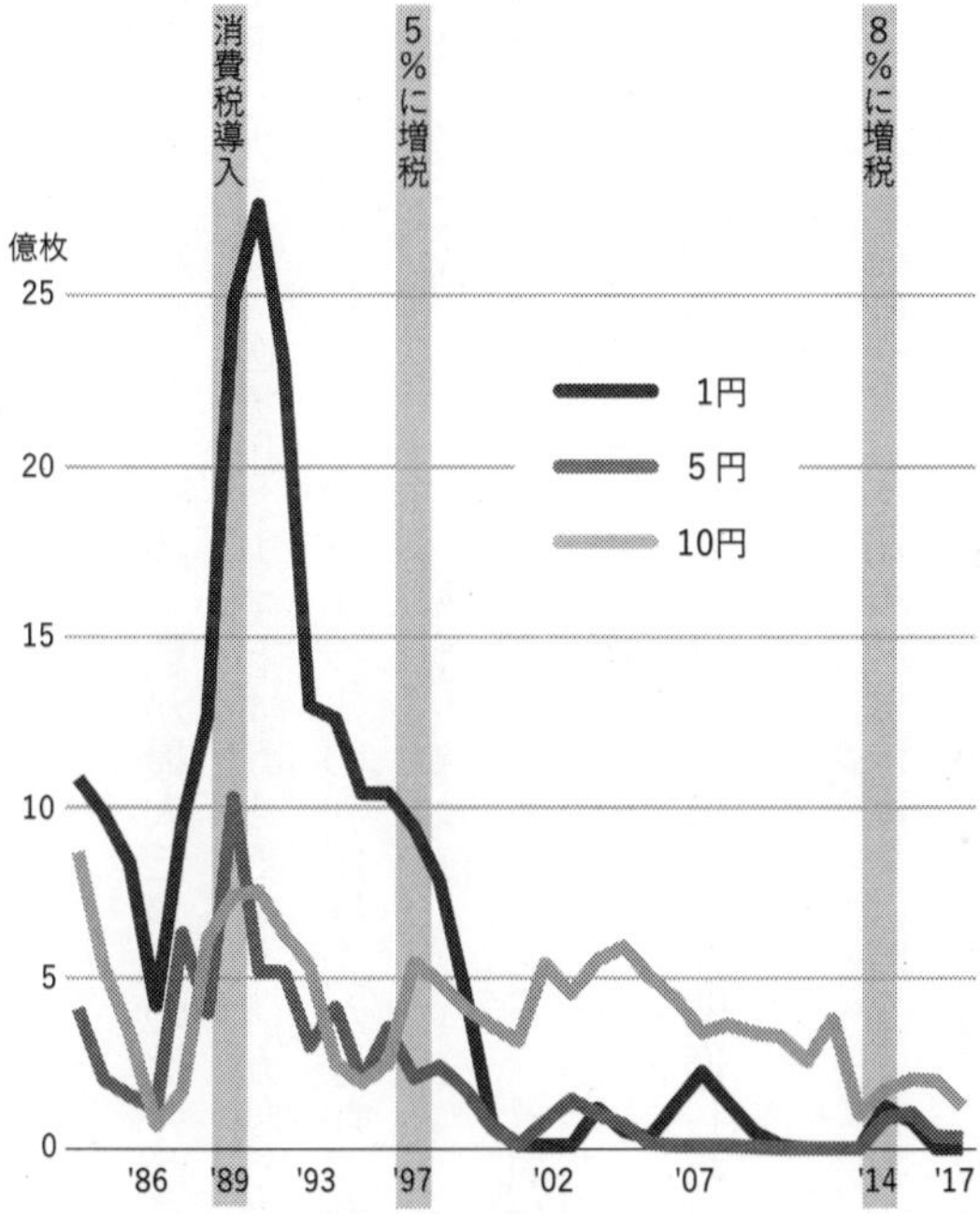

出所：造幣局

恋のダイヤル

２０１９年９月にポケベルのサービスが終った。契約者数が最大だったのは今から20年以上前の１９９６年で、１０７８万人。今は医療用などでわずか１５００人が使うだけなのだそうだ。比較的早く携帯電話を持たされたので、ポケベルの利用機会がなかった。だから「８６０（ハロー）」や「５９６３（ご苦労さん）」は解読できるが、「５００７３１（ごめんなさい）」というのは、なぜそう表記するのかわからない……と言ったら、それはいったい何のことだと20代の学生が言う。そもそもポケベルを知らない。

20代の諸君は生まれた時から携帯があった。50代の我々は「家に電話が開通した日」を覚えている。もちろん黒い固定電話だ。

中学の時に読んだ『赤頭巾ちゃん気をつけて』（庄司薫）は〈ぼくは時々、世界中の電話という電話は、みんな母親という女性たちのお膝の上かなんかにのってるのじゃないかと思うことがある〉という書き出しで始まる。そうなんだよ、ほんと。また今日もきっと彼女のママが出るだろう。で、もしパパが出たらどうしよう。そんなふうに、女の子の家にドキドキしながらダイヤルしたものさ……と言うと「ダイヤルって何？」と質問される。電話のダイヤルは平成の30年で消えたものの1つだ。

小さな子供がダイヤル式電話の数字の部分を一生懸命押していたという話を聞き本当かなと思ったが、友人の子もそうしたという。ということは、まだ世の中にはダイヤル式電話が残っているのかもしれない。天地総子の〈ダイヤル、ダイヤル、ダイヤル、まわして〜！〉がテーマ曲だった『全国こども電話相談室』の放送は２００８年に終了した。『金曜日の妻たちへ』の主題歌にも、ダイヤルが出てきたな。

20代の諸君！　昔、電話はダイヤルをまわしてかけたのだよ。かかってくる時は、りんりんりんりんりりりりんって鳴って、「もしもし」じゃなくて、「ハローダーリン」って言って出たんだぜ。

ワンコイン

「ワンコイン」という言い方がいつから始まったかわからないが、「ワンコインですむ買い物」という感覚はあった。その「ワンコイン」が、子供の頃は10円で、すぐに100円になったわけだ。500円玉が登場するのは1982年で、当時は高額硬貨の感じがあった。まだ大学生だったが、タバコ屋で500円を出すと、ほかのお金で払えと言われたことがある。怪しまれたらしい。

バブルを経てデフレの時代になると、いつのまにかワンコインと言うと500円を指すようになった。ワンコイン500円のランチもたくさんあるし、札幌市なら歯周病検診だってできる。

平成になると同時に消費税が導入された。ワンコイン100円だと買いに行っても、3円余分に払わねばならなくなった。今や100円プラス8円であり、今度はプラス10円になるらしい。10円玉は足りるだろうか。

携帯電話が普及するまでは10円玉は必須だった。バイトの学生に「学生時代、友達が公衆電話で10円玉を積み上げて鹿児島の実家に電話していた」と言ったが、何のことかわからないようだ。我々の時代は、10円玉がなければ、涙のリクエストもできなかったのに。

気がつくと、街から公衆電話が消えていた。張り込みの途中の刑事が、タバコ屋の赤電話で署に電話しているスキに犯人に逃げられ、慌てて追いかける後姿をタバコ屋のばあさんが驚いて見ている……というシーンは『相棒』には出てこない。水谷豊は『熱中時代・刑事編』ではタバコを吸っていたが、今は紅茶を飲んでいる。平成の半ばで、赤電話もタバコ屋もタバコ屋のばあさんも消滅した。

平成の事件とデータ

公衆電話料金値上げ
1993年（平成5年）

公衆電話の料金は1969年（昭和44年）以来、長らく3分10円だった。それが1993年に90秒ごと10円に変わり、翌年60秒＝1分ごとに10円となる。一挙に3倍の値上げ。ピーク時に約93・5万台あった公衆電話は、この時期80万台を切ろうとするほど減った。利用減による収益低下に対応した値上げか。利用減少の要因は、言うまでもなく携帯電話の普及である。その後も公衆電話の数は減り続け、2017年は15万台となっている。

だが近年再び、その重要性が認識されている。すべての公衆電話は発信規制の対象外となる「災害時優先電話」になっているからだ。その観点から、市街地で約500m、郊外で約1km四方に1台設置する方針も示されている。

街で見かけなくなった公衆電話だが、当面、姿を消すことはなさそうである。ちなみに現在の公衆電話料金は、昼間の市内（域内）通話が10円で57・5秒、東京から静岡なら8秒である。

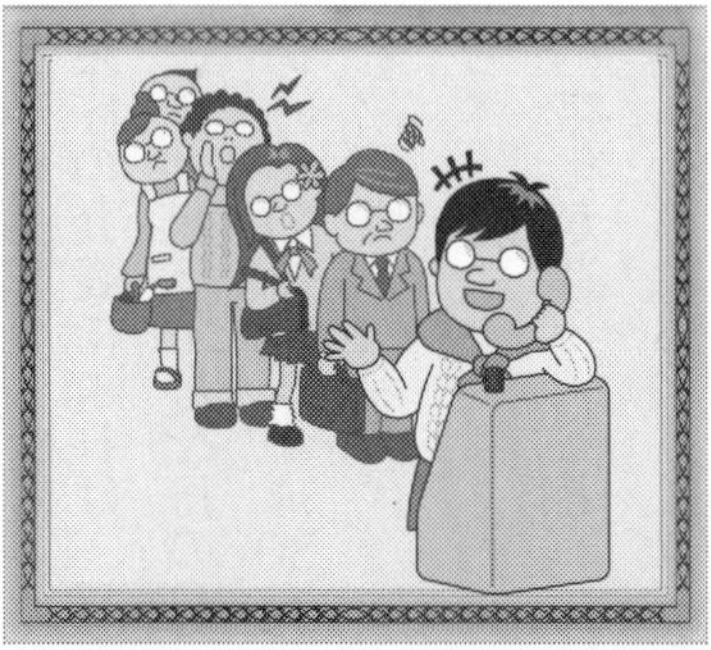

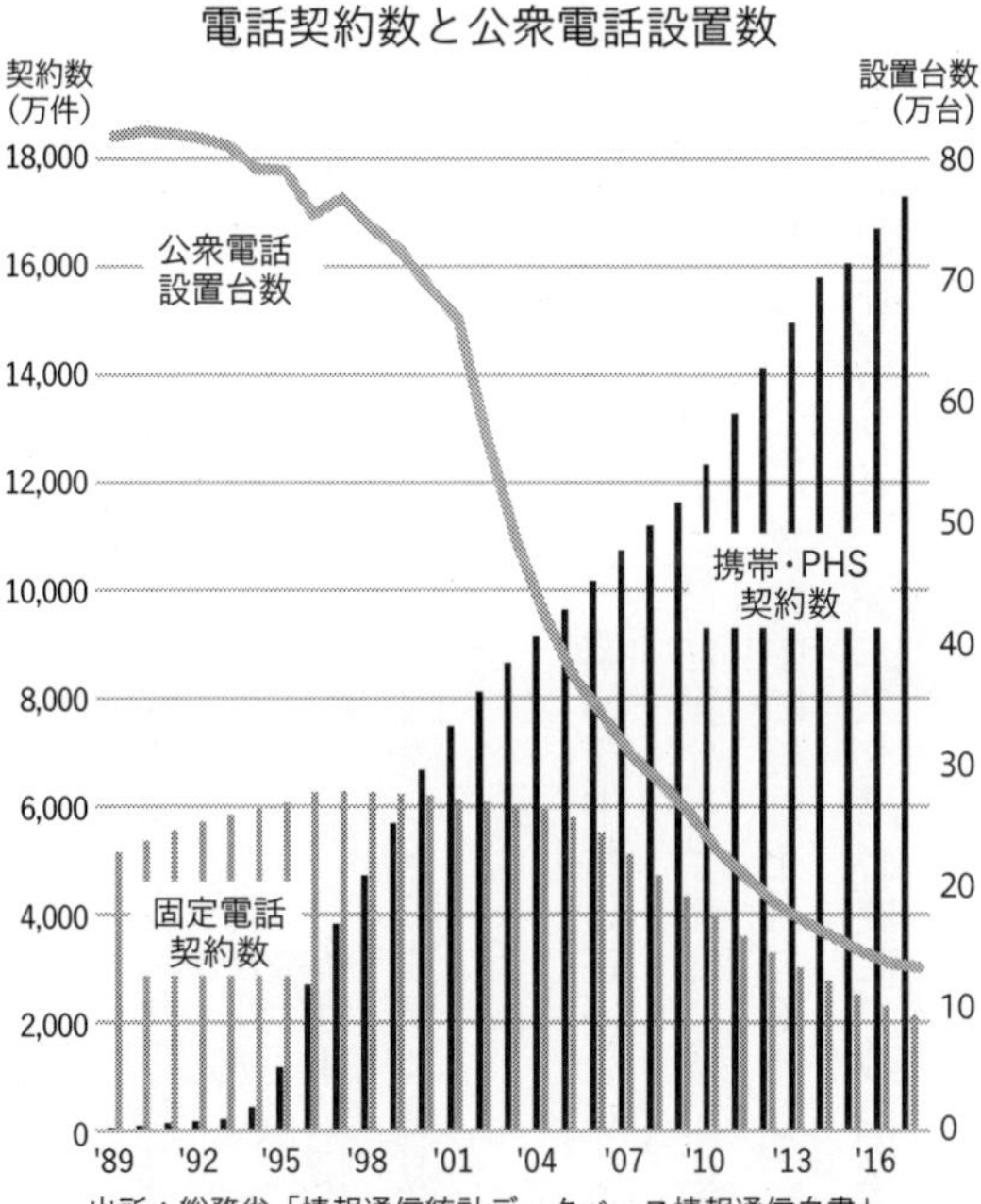

出所：総務省「情報通信統計データベース情報通信白書」

温暖化対策

気象庁の発表によれば、平成末までで最高気温が観測史上1位となったのは、埼玉・熊谷の２０１８年7月23日の41・1度ということだ。ベストテンのうち9件が平成で、さらにそのうちの３つが平成30年7月に観測されている。地球は温暖化し、日本は亜熱帯化している。平成の次の御代では、隅田川にはピラニアが泳ぎ、両国橋の下にはワニが現れるだろう。

亜熱帯化が進行すると、もはや昼間の仕事などできない。業務を中断し昼寝をすることが義務付けられるようになるだろう。現在、議員の諸君らは法案化を目指し、すでに国会の最中に昼寝を実践している。閣僚も呼ばれた役人も、答弁中に寝言を言っている。

温暖化が進まなくとも、日本でも午後のお昼寝タイム、シエスタは必要だ。政治家では実証されていないが、昼寝は仕事の効率を上げるらしい。

因果関係は明らかではないが、14時から16時は他の時間帯に比べ交通事故が多いらしい。30分以下の昼寝を習慣的にとる人は、それ以外の人に比べてアルツハイマー病の発症リスクが5分の1になると医療機器メーカーのサイトのコラムに書いてあった。それを知っていれば、かつて幼児の頃、お昼寝を嫌がって母や保母さんらを困らせることはなかったろう。老いてまた周囲を困らせるのだろうかと不安だ。

地球が温暖化しているというのにシエスタの習慣は廃れる傾向にあるらしい。スペインの公務員のシエスタはEU統合後に廃止された。どこの国の為政者も役人も、長いものには巻かれることにしているようだ。習慣として昼寝していた現地の国民は、これからは怠け者として罰せられるかもしれない。

政治犯に対して、眠らせないという拷問があるらしい。権力はなんて酷いことを思いつくのだろうか。厳しい尋問の後、お昼にカツ丼の大盛りをご馳走になった午後であれば、「白状すれば寝させてやるぞ」と言われたら、友を売り家族を捨てるだろう。

シエスタのススメ

いい加減なことを言いながら飯をたくさん食べ、女子を見ればお愛想でも必ず声をかけねばと思い、食後はお昼寝をしたがる……俺にはラテンの血が流れているのではないかと思いつつシエスタを調べると、シエスタとは長い昼休憩という意味で、昼寝だけを指すものではないらしい。シエスタの習慣のある国では朝の活動開始が早く始業は8時前。12時ぐらいから昼食・休憩タイムで、飯をゆっくり食べたら4時までお休み。で、それから夜8時まで勤務。ちゃんと8時間労働になっている。

自分がジジイになったと自覚する瞬間は切ないものだが、早起きが苦にならなくなったことだけは評価して良いと思っている。暑い日は6時前に起きて会社に行き、一仕事する。これは快適だ。

けれども、それを社員たちに強要することはできない。自分だって若い頃は、朝は1分

1秒だって長く寝ていたかった。「早起きしろ」と命じたら、パワハラで訴えられるかもしれない。でも「8時始業にして昼は4時間休憩。昼寝したって良いんだぜ」と言えば3・6協定を結べるかもしれない。

そこで提案したいのがシエスタの導入だ。午後のお昼寝タイムを設けることで、起きた後の仕事の効率を上げ、労働者の健康増進と生産性向上を一気に達成するというもの。良い案だと思うのだが、どうして検討しないのだろうかと思って国会中継を観たら、議員のあの方は法案化をめざしているのか、今日も議会中に昼寝を実践している。

同一労働同一睡眠。シエスタには賛成だ。ただし、給料が高いほど長く寝てられる格差社会にはなってほしくない。

平成の事件とデータ

働き方改革
2016年（平成28年）

2015年に自民党総裁に再選された安倍総理は「一億総活躍社会」をめざすと発表。翌年、それを実現するために「働き方改革担当大臣」を設置した。

「働き方改革」は2017年の新語・流行語大賞にノミネートされ定着したが、「働き方改革」には長時間労働の是正のほか、同一労働同一賃金を原則とする非正規採用の格差是正、テレワークの推進、育児や介護と仕事の両立などさまざまな課題解決がテーマアップされている。そしてそれらを実現・推進するために2018年には、労働基準法など8法が、「働き方改革関連法」として、一括で改正された。

日本は2013年に国連から長時間労働や過労死の発生を是正するよう勧告されている。長時間の労働と勾留は日本の悪習ということで国際的非難を浴びているわけだ。

一方で、労働生産性は諸外国に比べ見劣りしている。勤勉だが成果が上がらないと言われてしまうと、企業戦士としてはトホホ、という感じだ。
　改正された労働関連法についても、抜け道や問題点が指摘される中、新しい令和時代、今進められている「働き方改革」は、果たして働く者にとって幸福な社会を実現できるのだろうか。

有給休暇の取得状況の推移

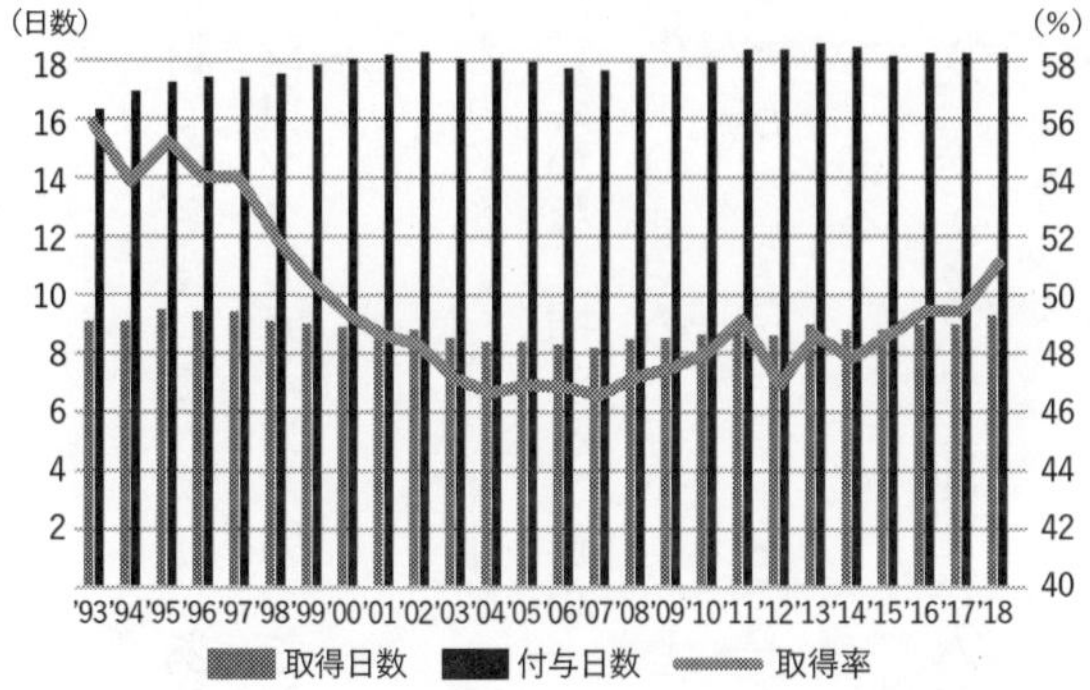

有効求人倍率とパートタイマー比率の推移

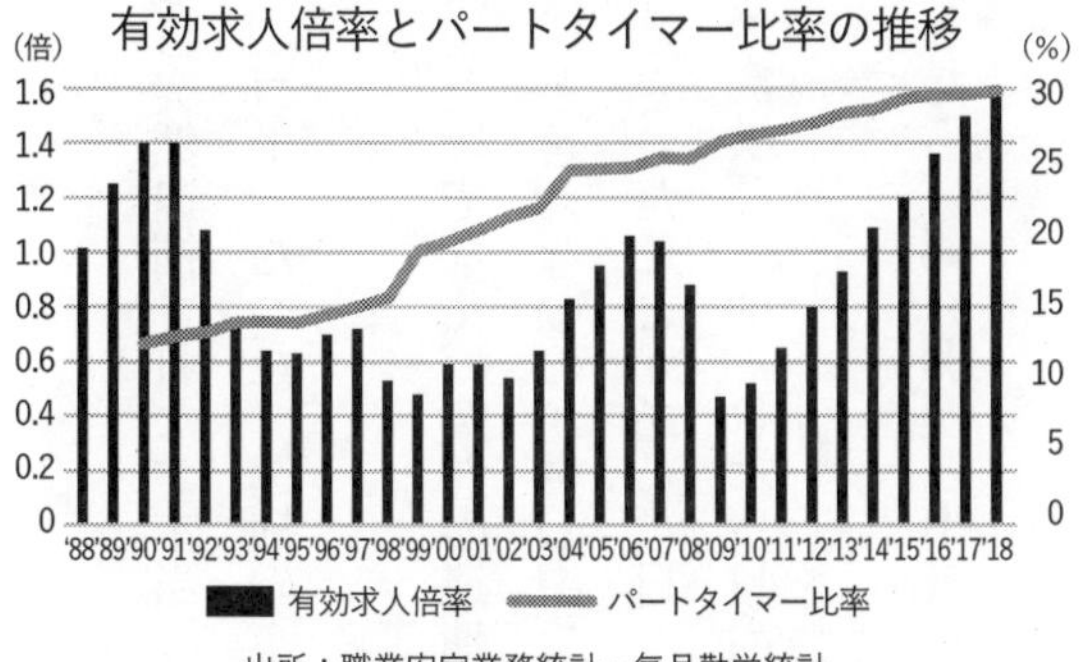

出所：職業安定業務統計・毎月勤労統計

真珠婦人

有能な経営者として高い給料で有名だった人物が、ある日突然逮捕された。本当はもっともらっていたのだそうだ。ショックでガーンと思ったが、ゴーンだった。逮捕の本当の理由は何なのだろうか。

人はいつ何時災難に遭うかわからない。病気や事故、天災だけでなく、突然の逮捕や税務調査だってあり得る。身に覚えがなく捕まる災難が、ないと言えないのが世の中だ。

以前、コラムで偉い人を茶化すのはやめた方が良いと注意されたことがある。日本もそういう国になったのかと思ったが、周囲にはいつも、「俺が痴漢で逮捕されたら政治的謀略だからな」と、念のため言ってある。

後輩の文学中年がメールを送ってきた。「菊池寛と入力したら、聞く痴漢と出ました」。誤変換で誤認逮捕もあり得る。心配だ。

泣くのが嫌ならさあ歩け

人生楽ありゃ苦もあるさ

小学生5年生の時、祖父とテレビを見ているとアメリカ人が大きなステーキを食べた後、ソフトクリームをペロリと食べた。「あんなに食う奴らと戦争をして勝てるはずがない」と1900年生まれの祖父が言ったので、「イタリア人だってたくさん食べるよ」と生意気言ったら、「あんまり食べると馬鹿になる」と呟いた。「食うことや女のことばかり考えているような男になるな」とも祖父は言ったが、教えはなかなか守れなかった。

85歳まで生きた祖父の趣味は散歩だった。「歩くことは健康に良く、長寿の秘訣だ」と言う。「だったら電車もバスもなく、歩いてばかりいた江戸時代の人の寿命が短かったのはなぜだ」と質問したら、「そういうことばかり言う奴は出世しない。年寄りが何か言ったら、そうですねと言えば良い」と叱られた。教えはなかなか守れなかった。

その頃、毎週月曜日の夜は、祖父と一緒に『水戸黄門』を観た。黄門様はいつもあちこ

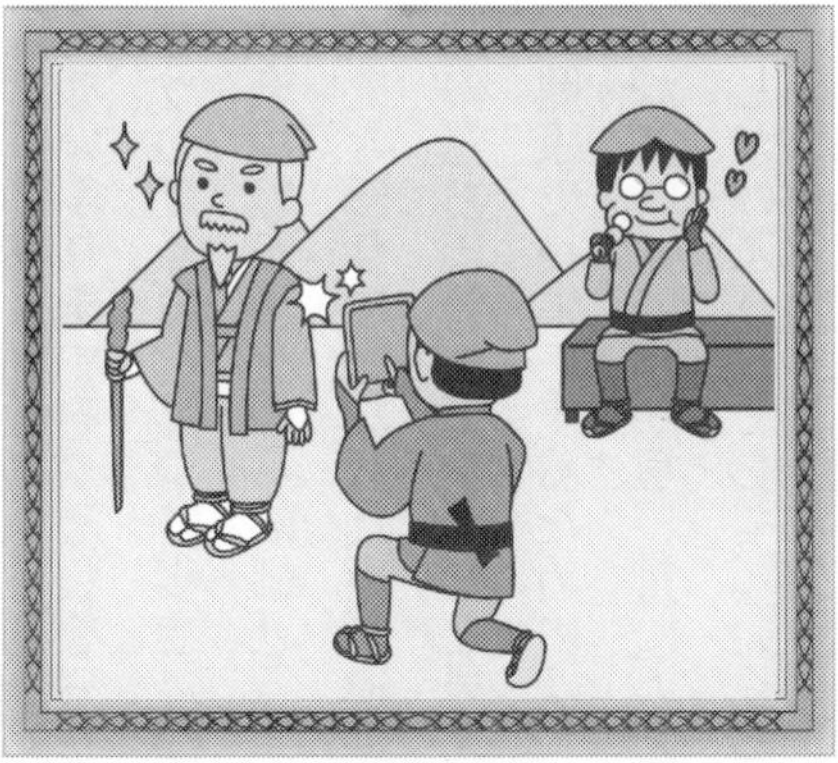

ちに歩いて出かけていた。あの頃刷り込まれたのか、今でもテクテク長い道のりを歩く時は、木下忠司の音楽が頭の中を流れる。泣くのが嫌なら、さぁ歩け。

水戸黄門は歩いてどこまでも行った。四国の高松藩、九州の薩摩藩、越後の縮緬問屋、北海道にも2、3度行っている。事件がない日は歩いている。歩きながら、助さんも聞きなさい、格さんも聞きなさいと話している。老人の歩幅に合わせ、しかも年寄りの毎回同じ長い話を聞いている助さん格さんも大変だ。２人は藩の勘定方あたりから西山荘に、御老公付き秘書官として出向している。警護も担当し、陳情にはＦＡＸで回答する。さらに御老公のご活躍を

ｉＰａｄで撮影し、Ｆａｃｅｂｏｏｋにアップするお仕事もあるのだろう。

老人の相手は大変だ。時には、ずっと話しかけられて返事をするのが面倒になって聞こえないふりをする。それを察した黄門様も、少し話すのをやめる。年寄りも若い奴に気を遣うのである。黙って歩きながら何を考えるのか。柳沢吉保の悪事を暴き、将軍家の安泰と庶民の安寧を図るにはどうすべきか。茶屋でいつまでも団子を食っているので黙って置いてきぼりにした八兵衛が追い付いたら、今度はどんなふうにして驚かしてやろうか。前回の立ちまわりでチラリと見えた由美かおるの太腿。今日は何時頃に入浴シーンか。

健康で長生きするためには、歩くだけでは駄目である。一人暮らしの老人の認知症リスクが高いというから、常に人とコミュニケーションを持たねばならない。シャイにならず話しかけよう。そして、いくつになっても目的意識を持ち、頭を使い、適度にスケベであることも大切だ。適度にだよ。

平成の三日坊主ダイエット

ウォーキングダイエットってなあに？

継続的で比較的弱い力が筋肉にかかり続ける時は、エネルギー源として体内に蓄えられている体脂肪を燃焼して使う。燃焼には酸素が必要で、このように酸素の取り入れが行われる運動が「有酸素運動」。通常は20分以上続けることで脂肪燃焼が効果的に起こる。歩くこと、つまりウォーキングは、この有酸素運動にあたるわけだ。他の運動に比べ身体に無理なく、誰もが自分のペースで、いつでも、どこでも、継続的にできることが魅力だ。

30分のウォーキングでの消費カロリーは、時速5㎞（分速83ｍ）で60～80Ｋｃａｌ程度。

有酸素運動では、血液中の脂肪分をある程度使い終わってから、ようやく皮下脂肪や内臓脂肪が使われるようになる。それがだいたい20分経過後。だからダイエット目的のウォーキングでは、必ず20分以上行う必要がある。問題は、歩き終わった後の心地よい空腹で、消費カロリーの何倍も食べてしまうことにある。

歩き続けようどこまでも

運動は好きだが苦手である。何をやっても、形が不細工だ。練習してそれなりにできるようになっても、格好が悪いから、実際以上にへたくそに見える。スキーもゴルフも、それでやらなくなった。誰にでも人に見せたくない姿がある。僕の場合の「この障子を開けてはなりませぬ」は、運動中の姿だ。妻も同じスポーツジムに行っているが、絶対に一緒に行かない。必死に走る姿、泳ぐ姿を見られたら笑われるに違いない。妻という種族は他人よりも遠慮がないから、きっと傷つけられるに違いない。

ある日、ひと仕事してからジムに行くと、妻がいた。インストラクターに教わりながら、バーベルのようなものを上げ下げしている。権力者にこれ以上の力をつけさせてどうする。こちらはひたすら、ランニングマシンを走る。逃げる練習である。

ジムに行っても、あのベルトコンベアのようなものに乗って、ちんたら走っているだけである。走るだけなら格好を気にしなくて良い。正しい姿勢はあるようだが、カタいことは良いことにして、時速６㎞。ほとんど歩いているのと同じ。必死に走るとまた格好が悪くなる。泣くのが嫌なら、さぁ歩け。

歩くだけなら金を払ってジムに行くことはあるまいと言う人もいるが、ジムで歩くから良いのである。ひたすら歩いていると、いろいろなことを考える。その時間が貴重だ。お外で考え事をしながら歩いたら、電柱やクルマにぶつかる。考えながら歩きニヤニヤしていると、あら中川さん、と近所の奥さんに会ったりする。ジムではスマホを見ながら歩いていても叱られないし、みんな必死だから、他人の顔など見ていないだろう。

1時間を黙々とランニングマシンで歩いていると、良いことを思いつく。そうだ、そうすればあの件は一件落着だ、ざまぁみろ、とシャワーを浴びに行く。シャワーで体を洗った後は大浴場でゆっくりお湯につかり、さっぱりしてロッカールームに。水を飲み、ぶふぁとすると、さっき思いついた良いことはすっかり忘れている。

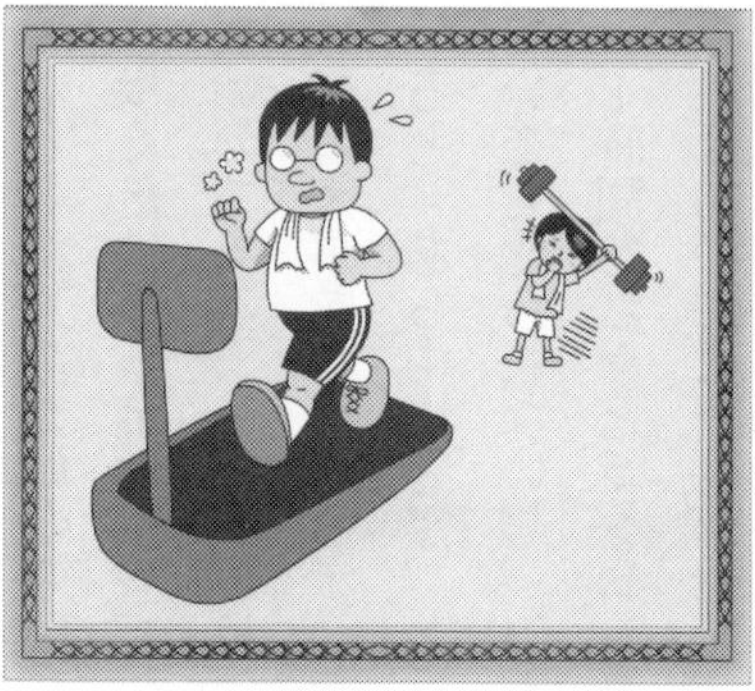

ランニングマシンは良いと言ったら、やはりお外をウォーキングする方が、心と体の健康に良いのだと言われた。中年よ、書を捨て街に出よ、と。

「知らない街を歩いてみたい」と鼻歌を歌いながら歩く。ときに人生を考えようとするが、すぐに「人生、楽ありゃ」のメロディーになってしまう。木下忠司のリズムだと時速5㎞を超えてしまう。

ダイエットのためのウォーキングには、リズムと姿勢が大切なのだそうだ。だらだら歩かず、やや速足で背筋を伸ばし、視線はまっすぐ、と札幌市の保健所のパンフに書いてある。

景色を見て、やはり道を誤ってしまったのではないかと人生を考え、鼻歌でリズムをとり、背筋を伸ばし、前から近所の奥さんが来ないか、後ろから妻が追ってこないかを気にしながら、最低でも30分以上歩く。歩くだけでもこれだけ忙しい。ダイエットの道は決して楽ではない。泣くのが嫌ならさぁ歩け。

煩悩

考え事をしたい時にはジムに行く。ランニングマシンでひたすら歩き、いろいろ考える。ジムで借りている個人ロッカーの奥に、未開封の水のペットボトルがあった。小さなロッカーなのに、着替えや替えタオルをぐちゃぐちゃに突っ込んでいるから、置き忘れに気づかないでいた。銀座のクラブからもらったものだ。そのお店は、お中元お歳暮に、自店のラベルを貼ったミネラルウォーターを箱で送ってくる。「銀座のお水」である。スケベだから飲み屋のママからもらいものをすると喜んで、馬鹿だからお礼と称して店に行って金を払って帰ってくる。いったい1本いくらのペットボトルなのだ、と毎回言いながら、まんざらでもない。

わが事務所のスタッフたちは、接待交際費の費用対効果と経費節減と色即是空とで思い悩む経営者の心の内など知らず、なんだ水じゃん、とガブガブとペットボトルを消費する。こちらも子供じゃないから「それ、僕んだもんね。飲んじゃダメ」とも言えず、最初にそっと1本抜いてカバンに入れたりする。高い金を払っているんだから、俺がまず飲むぞと、こちらは子供じゃないがオヤジである。

そのボトルが、ロッカーから発見された。そう言えば久しく行ってないよなぁと思いつつ、ランニングマシンに乗ったままペットボトルを飲む。これで今日の考え事の大半は決まってしまった。健康な身体に健全な心が宿るのは、一体いつの日なのだろうか。

平成の三日坊主ダイエット

夜のウォーキング

健康維持やダイエットに良いと言われるウォーキング。効果を上げるには、ただ漫然と歩くのではなく、多少は早歩きを意識した方が良いとされる。もちろん、ハアハアいうほど急ぐと長続きしない。歩く時間よりも距離をしっかり定めた方が良いとされている。

ところで、ウォーキングは朝や昼よりも、夜の方が良いという説がある。ウォーキングには脳のリフレッシュ効果があり、1日のストレスの解消も期待できる。また適度な疲労は質の良い眠りにつながり、健康維持に良いということ。また、朝の運動は「早朝高血圧」を招きやすく、夏などは昼の炎天下のウォーキングは熱中症の心配がある。そのようなことから、ウォーキングには夜が良いらしい。

ただし、夜のウォーキングやジョギングの際は、不審者に間違われないようコースや服装などに注意が必要だ。暗闇をオヤジがハアハア言って走っているのは、良くない。

平成の事件とデータ

世界陸上東京大会
平成3年（1991年）

世界陸上競技選手権大会（世界陸上）は1983年にスタートした。1980年のモスクワ五輪を西側がボイコットし、1984年のロス五輪は東側の不参加が決定的という中で開催。ここには東西仲良く153カ国が参加している。

世界陸上は当初、4年ごとの開催だったが、1991年の東京大会から、五輪の前年と翌年の隔年開催に。以来、平成の奇数年は世界陸上の年となった。

東京大会では日本のマラソン選手陣が活躍。男子は谷口浩美が金、女子では山下佐知子が銀を獲得。

谷口も山下も、タイムはそれほどでもなかったが、9月になっても30度を超す高温多湿の東京で外国選手が苦戦する中、日本人選手が見事に走り抜いた。

２０２０東京五輪のマラソンは、８月の炎天下で行われることになっている。気温・湿度と日本選手入賞の因果関係は不明だが、ぜひ頑張ってほしいものである。

世界陸上マラソン日本選手の成績

開催国／都市		世界1位	日本選手		
		タイム	タイム	氏名	世界順位
'83 フィンランド／ヘルシンキ	男子	2:10:03	2:18:56	西村義弘	35位
	女子	2:28:09	2:47:10	田島三枝子	31位
'87 イタリア／ローマ	男子	2:11:48	2:20:51	西　政幸	22位
	女子	2:25:17	2:36:55	山下美幸	10位
'91 日本／東京	男子	2:14:57		谷口浩美	金メダル
	女子	2:29:53	2:29:57	山下佐知子	銀メダル
'93 ドイツ／シュトゥットガルト	男子	2:13:57	2:17:54	打越忠夫	5位
	女子	2:30:03		浅利純子	金メダル
'95 スウェーデン／ヨーテボリ	男子	2:11:41	2:17:30	中村祐二	12位
	女子	2:25:39	2:33:07	盛山玲世	9位
'97 ギリシャ／アテネ	男子	2:13:16	2:21:23	真内　明	22位
	女子	2:29:48		鈴木博美	金メダル
'99 スペイン／セビリア	男子	2:13:36	2:14:07	佐藤信之	銅メダル
	女子	2:26:59	2:27:02	市橋有里	銀メダル
'01 カナダ／エドモントン	男子	2:12:42	2:14:07	油谷　繁	5位
	女子	2:26:01	2:26:33	渋井陽子	4位
'03 フランス／パリ	男子	2:08:31	2:09:26	油谷　繁	5位
	女子	2:23:55	2:24:14	野口みずき	銀メダル
'05 フィンランド／ヘルシンキ	男子	2:10:10	2:11:16	尾方　剛	銅メダル
	女子	2:20:57	2:24:20	原裕美子	6位
'07 日本／大阪	男子	2:15:59	2:17:42	尾方　剛	5位
	女子	2:30:37	2:30:55	土佐礼子	銅メダル
'09 ドイツ／ベルリン	男子	2:06:54	2:12:05	佐藤敦之	6位
	女子	2:25:15	2:25:25	尾崎好美	銀メダル
'11 韓国／大邱	男子	2:07:38	2:11:57	堀端宏行	6位
	女子	2:28:43	2:29:35	赤羽有紀子	5位
'13 ロシア／モスクワ	男子	2:09:51	2:10:50	中本健太郎	5位
	女子	2:25:44	2:27:45	福士加代子	銅メダル
'15 中国／北京	男子	2:12:27	2:21:06	藤原正和	21位
	女子	2:27:35	2:29:48	伊藤　舞	7位
'17 イギリス／ロンドン	男子	2:08:27	2:12:19	川内優輝	9位
	女子	2:27:11	2:30:36	清田真央	16位

ダンスの入門

中年オヤジたちはなぜ、あのようにズボンを上までずり上げるのだろうと思っているが、ウインドーに映った自分も似たようなものだ。太ってからというもの、どうもシャツやワイシャツがたくし上がるような気がする。気がつくと、ワイシャツがズボンからだらしなく出ている。慌てて直してベルトをきつく締めると、典型的中年ができあがる。ベルトは動くと微妙にズレる。そして、無理にねじ込まれているワイシャツが、その寸隙をぬって飛び出す。今さら格好をつけても仕方がないのだが、だらしなく見えるのは嫌だ。解決策としてサスペンダーが良いと知った。

サスペンダーは、縛るのではなく上から吊るすのである。その理屈なら、ワイシャツが反発して飛び出ることもあるまいと、ネットで買ってみた。なかなか快調だったが、上着を脱ぐと当時人気だった芋洗坂係長と言われるのは辛かった。

サスペンダー購入から3年たったある日、ズボンがずり下がっているような気がした。毎日の運動の成果でついにやせたのだろうかと思ったら、ゴムが伸びただけだとわかった。サスペンダーにもお笑い芸人同様に耐用年数があるらしい。

ところで、しばらく見なかった芋洗坂係長のことがネットに出ていた。まだ係長のままで、島耕作と比べると、男の出世と顔とには因果関係があるように思われる。芋洗坂は係長のままダンスは続けている。好きなことを続けていられるなら、出世しなくても、デブのままであっても良いではないかと思う。しかし、あれだけ踊っていて、なぜやせないのだろうか。

最近の小学校では、授業でダンスをするらしい。小学生でなくてよかったし、小学教諭にならなくて、もっとよかった。踊りは苦手だ。若い頃、ディスコ（クラブではない）に行っても、いつも隅で酒を飲んでいた。

子供の頃からフォークダンスも盆踊りもだめだった。「ABC習うよりやさしい」と伊

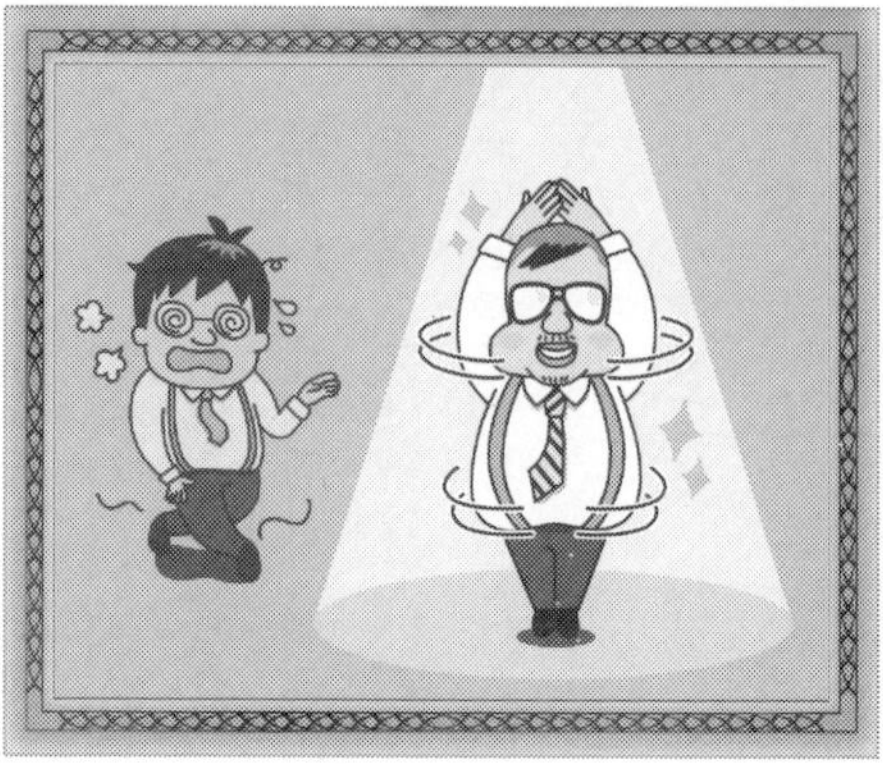

東ゆかりが歌っていたが、ＡＢＣの方が覚えやすかった。といっても、最初の「さぁさぁダンスのニュー・モード」を、「さぁさぁダンスの入門」と長い間歌っていたから、英語も上手にならなかった。

Locomotionとは移動とか運動という意味らしい。移動ならいつもしている。先月は東京・札幌を3往復した。過酷な労働だった。どうせなら銀座とすすきので、ホステスの手のひらで踊らされていたい。カムオンカムオンカムオン。

平成の
三日坊主
ダイエット

ダンスダイエットってなあに？

平成中期、女性たちの間ではダンスダイエットが流行った。女子がやれば男子もやるという傾向は、小学生よりも中年の方が顕著なので、中年男性のダンスダイエット挑戦者も増えた。「美しいお尻」をつくるためのエクササイズをやっていた樫木裕実が広めたのが「カーヴィーダンス」。美女たちがくねくねする「ベリーダンス」のダイエットもある。美女がやるから良いのだと思うが……。

ダンスダイエットにほぼ共通しているのは、骨盤を動かすことと体を動かし続けるということ。インナーマッスルをほぐし、代謝を上げる。有酸素運動と無酸素運動を組み合わせ、脂肪を燃やすとともに筋トレとストレッチを一緒にやる。しかも、笑顔でやるダンス音楽グループのTRFが考案した「イージー・ドゥ・ダンササイズ」では、15分でテニスの3倍、ボクシングと同じぐらいのカロリーを消費するとされている。とても笑っていられない。

医は算術

忙しい日常をさらに忙しくしているのが通院である。保険の関係で近所のクリニックで月に1度、診察を受けなければならない。予約をしても待ち時間平均30分以上、診察時間5分。このクリニックの女医や看護師や事務員は美人が多く、入れ替わりも早い。今日の新人はどの子かを探すのが、中年無呼吸症患者の退屈しのぎとなる。

近所の総合病院では、そこで受けた人間ドックの結果をもとに、2つの科で3カ月に1度の検査と診察を受けている。2つの科は別々の予約なので、結局、月1回は行くことになる。面倒だが、人間ドックに払った金を無駄にしないために、指摘された事項は改善に努めなければならない。若い頃は健康診断で悪いところを指摘されても、ああそうですかと再検査や治療をしなかった。若かったのと、会社がやってくれる健康診断が無料だから、結果を無駄にしても平気だったのだ。何事もケチなほうが長生きするようだということに、最近、周囲の老人を見渡して気がついてきた。

月1回の総合病院のほか、月1回以上歯医者に通っている。毎回の診察代や薬代もばかにならないが、それでも自己負担は3割である。7割は保険で賄われている。ニッポンは良い国だ。若い頃は、給料から天引きされる健康保険料が高すぎると思っていたが、ジジイになってようやくその恩恵がわかってきた。

いい国だと褒めたら、僕よりジジイの財務大臣が「『自分で飲み倒して、運動も全然しねえで、糖尿も無視している人の医療費を、健康に努力しているオレが払うのはあほらしい、やってられん』と言った先輩がいた。いいこと言うなと思って聞いていた」と発言したと報じられた。大臣の先輩なら、もっとジジイだろう。「誰かが言った」と言って自分の考えを表明するのはよくある手だ。仰る通りだが、この理屈が拡大解釈されて「病気はすべて自己責任」「税金をたくさん払った人だけが手厚い社会保障」となったらえらいことになる。いずれにせよ、暴飲暴食鮮なし仁。健康は格差社会の自己防衛策でもある。

平成の事件とデータ

医療制度改革

平成18年（2006年）

小泉政権の「聖域なき構造改革」では医療制度改革も行われた。30兆円を超える国民医療費負担の膨張に歯止めを打つため、患者・医療機関・保険者それぞれの負担増が決められた。具体的には患者の自己負担割合を3割に改定し、医療機関の診療報酬をマイナス2・7％改定した。また、政府管掌健康保険の値上げも行っている。所信表明で「米百俵」の話をしていた小泉は、この医療制度改革は「三方一両損」だと言った。患者と保険者の大半は一緒だと思うが。

にもかかわらず医療費の増大は続く。全国の医療機関に支払われた医療費の総額を「国民医療費総額」と言うが、2017年度のそれは42兆円。1人あたりにして33万3000円。医療費は日本のGDPの1割以上を占めている。ちなみに過去最高となった平成31年度防衛予算の概算要求額は5兆2986億円。

国民医療費が増大を続ける最大の理由は高齢化の進展。総人口の3分の1程度である60歳以上が、医療費総額の3分の2を使っていることから、今後、ますます増え続けるのは確実視されている。

1人当たり国民医療費の推移

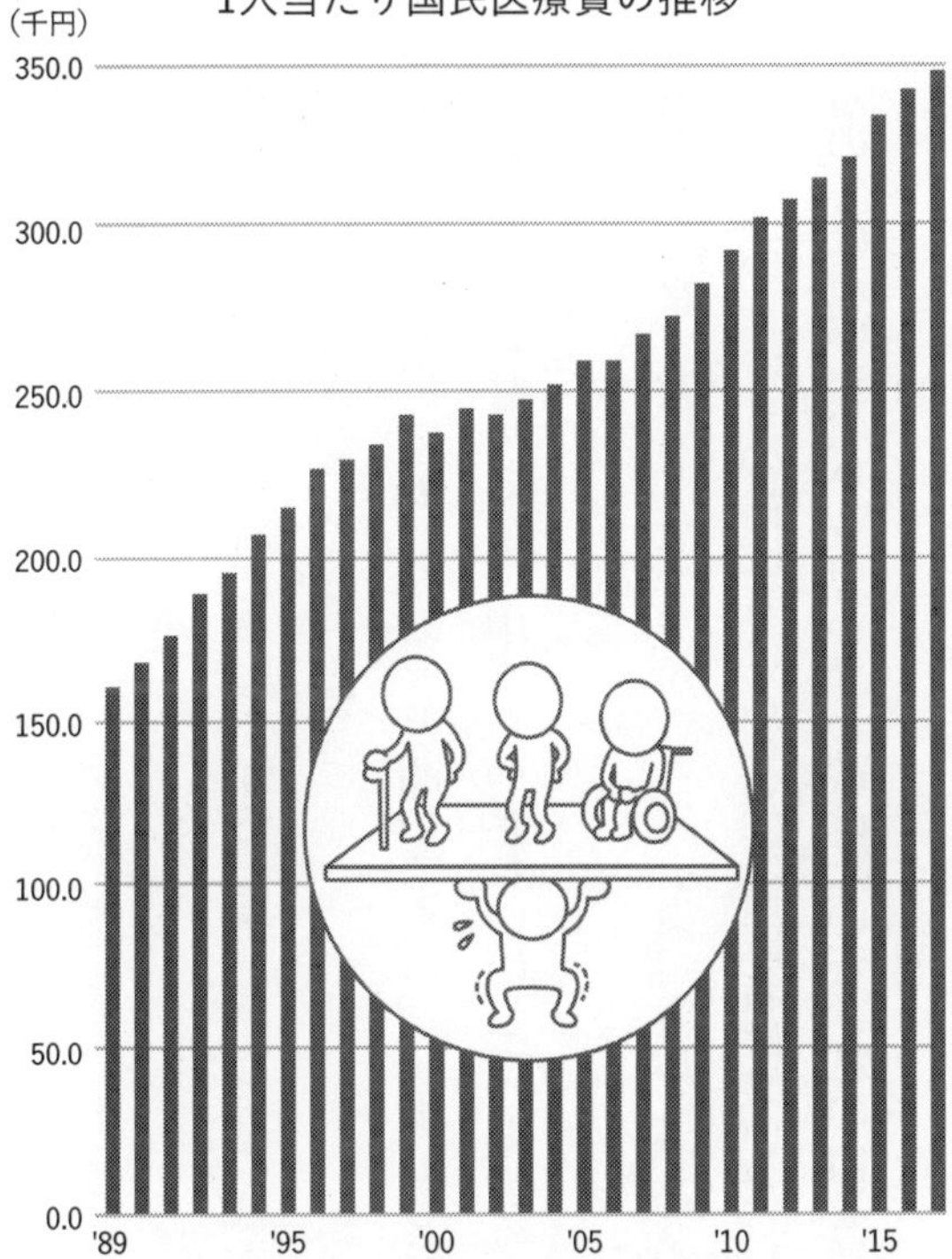

出所：厚生労働省などの統計資料を基に作成

歯医者を訪ねて三千里

【歯科医不良】

歯を磨いてから寝なさいと母親や加藤茶に言われて育ったから、言われなければ歯磨きを忘れるようになってしまった。今は妻に言われるから磨く。

歯磨きしてリビングに戻ると、妻が「本当に磨いたの」と聞いてくる。子供じゃあるまいしそんなことで嘘をつくかと言ったら、「せめて口の中ぐらいきれいにして」と言う。「せめて」ってなんだよ。

子供の頃から歯医者には何度も通った。大人になってからも、虫歯、親知らず、インプラントで随分と金を払った。そして、いくつもの歯医者に通った。歯医者は嫌いだ。だが、どこかに大好きな歯医者がいるのではないか、そう思い探し続けたのだ。私の口を通りすぎていった先生たち……。

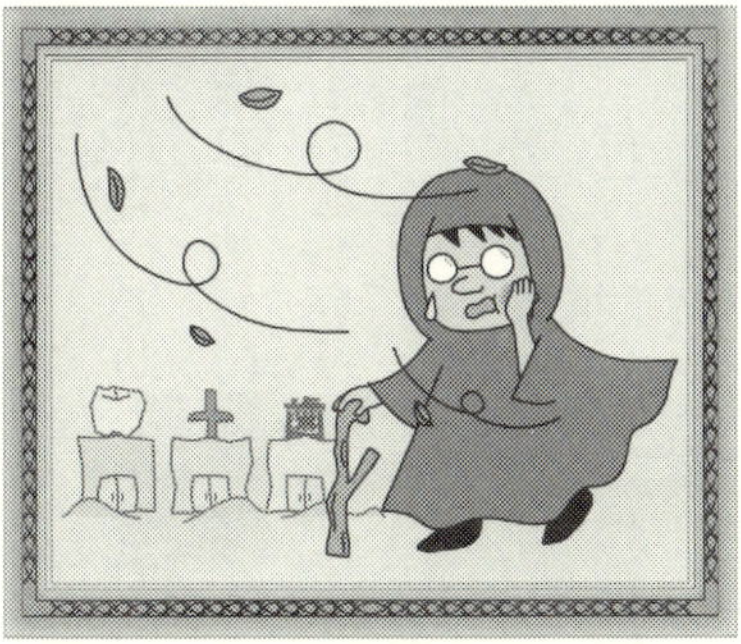

【歯科医良好】

高校生の時、友達に紹介されて都心の若い女先生ときれいな助手ばかりの歯医者に行った。大企業の重役だったその友達のお父さんが通っているところ。胸を押し付けながら治療してくれるので、男子高校生にとっては結構な麻酔だった。だが、いつもオヤジでいっぱいでなかなか予約が取れなかったし、何よりも受験勉強の敵だったのでやめた。

大学院に進んだ先輩に「歯医者の助手ってなんで美人ばかりなんだろう」と聞いたら、「みんなマスクをしているからだ」と教えてくれた。なるほど、この人は将来立派な博士になるだろうと思ったが、その後、先輩が学問的に成功したどうかは不明だ。

【歯医者復活】

ある日、以前の歯医者で治療した歯がグラグラするので、スタッフが通っている近所の歯医者に行ってみた。僕より若い医者で、その奥さんらしき人とどちらかのお母さんらしき人が交代で助手をしている。ここが良かった。助手は受付ではマスクを外す。予約は必ず取れ、待ち時間はなく、治療はていねいだが毎回30分。三千里も歩いたのに、求めていたものは事務所から30ｍ先の雑居ビルにあったのだ。

歯のぐらつきは歯と歯茎の問題。改善策は歯磨きの励行だが、定期チェックで歯の掃除も必要。不具合には早目に対処すれば痛い目にあわず金もかからない。ということで、以来、毎月1回、定期検査に行っている。

認めたくはないがそれほど良い男ではなく、背は低く腹が出ている中年は、最近はすぐに汗をかき、もともとの近眼に老眼が加わり間抜けにメガネの上げ下げをしている。このような状況下、せめて口の中だけはきれいにしておきたいと思う今日この頃である。

平成の
三日坊主
ダイエット

30回噛むダイエットってなあに？

よく噛んで食べることは消化に良いだけでなく、ダイエットにもつながるらしい。噛む回数を増やすと唾液の分泌が良くなり、血糖値が上昇、早く満腹中枢が刺激される。唾液の消化酵素（アミラーゼ）が食べ物を「糖」に分解し、それが血液に吸収されるからとのこと。噛む回数の目安は30回。回数を多くすることで「ゆっくり食べる」ことも促す。早食いは脳の満腹指令とタイムラグが生じるので、ゆっくり食べて食べすぎを防ぐわけだ。

食べる行為は、それだけで脂肪を燃焼させ、代謝を促進させるらしい。しっかり噛んでゆっくり食べるお食事タイムは、身体にはちょっとしたスポーツタイムになるわけだ。

よく噛むことは顔の筋肉を鍛えるので、小顔効果も得られる。さらに唾液成分には美容成分や若返りホルモンもあるようで、噛んで噛んで噛みまくりたいところ。そのためにも、歯と歯茎の健康が大切。よく噛むことを常に忘れないことが、もっと大切なのだが。

ご挨拶

健康のためには噛むことが大事だということはわかった。それにしても、前の日から考えていた面白いことを言おうする時に限って、噛んでしまうのはなぜか。昨日の乾杯挨拶も、実によく噛んだ。

年配の偉い方と親しくなった。軽口を叩いても良いような感じだと理解した。大学時代にスケート部だったと伺ったので「なるほど、それでご挨拶でよくスベるのですね」と言った。ウケた。「今度の挨拶の時にネタで使わせてもらうよ」と言っていただいた。

その後、何度か会合でご挨拶を拝聴したが、ネタを使ってくれない。忘れちゃったのかと思い、「スケート部だったからご挨拶でよくスベるのでしたね」ともう一度言ったら、嫌な顔をされた。

歯科医師臨床研修義務化

平成17年（2005年）

歯学部を出て国家試験さえとれば歯医者を開業できた昔の話で、今は臨床研修も義務づけられている。これが大変らしい。そしてようやく開業しても、過当競争でまた大変。歯医者さんはコンビニより多いと言われているが、調べてみると実際にそうだ。歯学部の学費は高く、歯医者さんの開業には4、5千万円もかかると言われているが、平成時代、モトをとるのが大変になった。

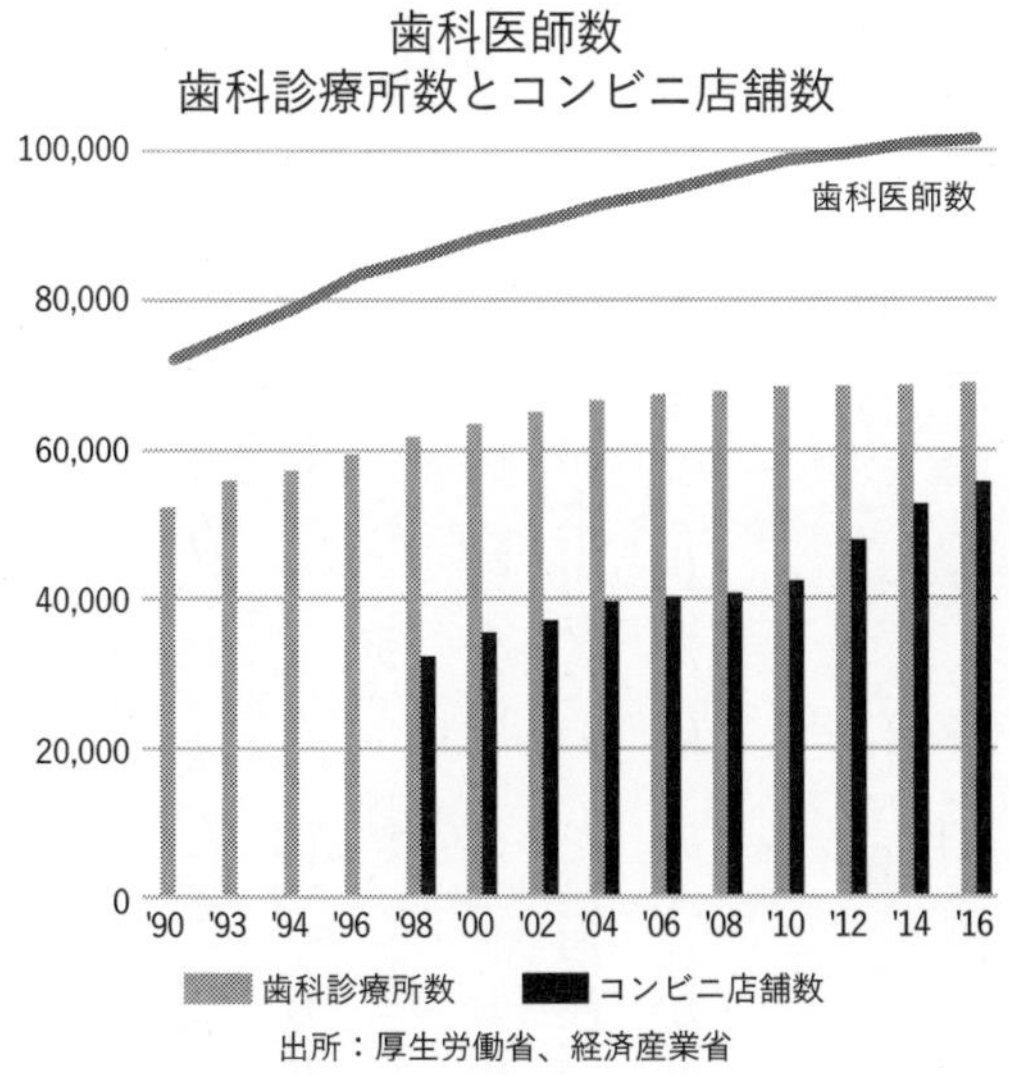

間違って覚える

ずっと以前、中山道を「ちゅうさんどう」と読んだ女子アナがいた。大いに笑ったが、自分だってやっている。「間髪を容れず」は「かんぱつ」ではなく「かん、はつ」が正しいのだと最近知った。このぐらいの間違えは勘弁してもらえるだろうが、調べてみると、間違った読み方がそのまま定着してしまった漢字も多いらしい。「輸入」は元々は「しゅにゅう」、漏洩は「ろうせつ」、杏仁豆腐は「きょうにんどうふ」が本当みたい。だが現在、国語のテストで本当の方を書けば、大抵、不正解となってしまう。世の中は、みんなが間違えれば、それが正しくなるのだ。

若い頃、年上の綺麗なお姉さんが「私たちダンコンの世代は…」と言ったので驚いた。「団塊」を間違って読んだらしい。もしみんなが間違って覚えていたら、今時の40歳代は「ダンコンジュニア」になるところだった。

読めるけど書けない字も多い。しかも年々増えている。パソコンや携帯のワープロ機能のせいにしているが、そんなものがなかった国文学科の学生だった30数年前も、憂鬱や薔薇をスラスラ書ける友人は、国語教員の試験を受ける子と暴走族をやっていた奴だけだった。

歯槽膿漏もその一つで、放っておくと大変なことになる病気だということは子供の頃から知っているから読める。でも、書く練習をせず放っているので、今ここに書け、と言われると自信がない。ソーとノーのヘンが曖昧だ。

漢字は中国で発明され朝鮮半島を経て日本に来たと言われているが、中国は識字率アップのために漢字を大幅に簡略化した簡体字を使っている。植民地支配から独立建国したという歴史認識の北朝鮮や韓国は、漢字は全く使わずハングルを使っている。北朝鮮では「金正恩」と書いてもほとんど通じないか、わからないフリをされるらしい。そのお名前は、김정은と書いて読む（読めないけど）。

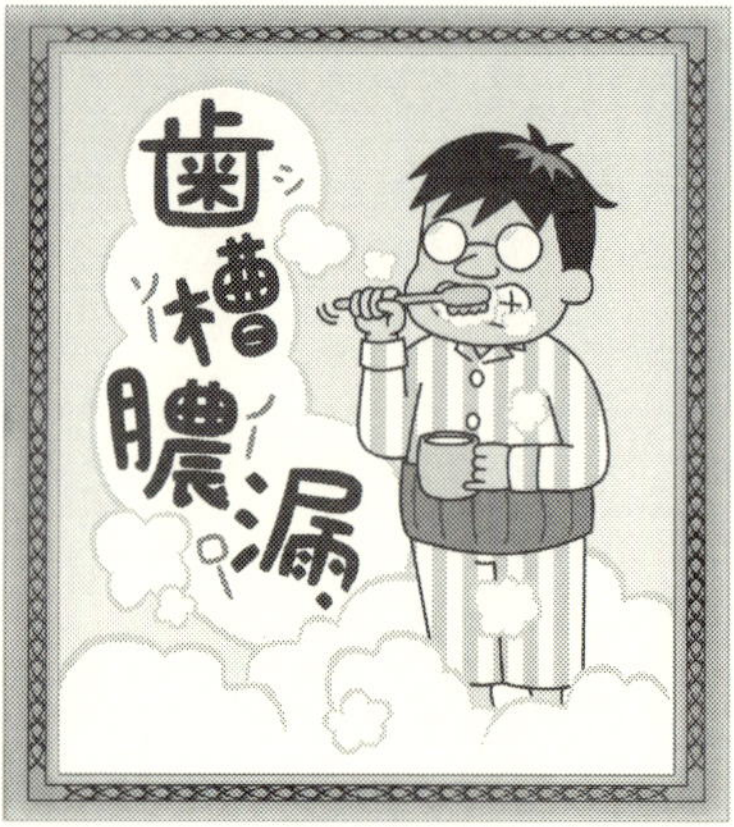

平成末期以降、日韓関係は微妙である。そのような中、ソウルの街で突然、秘密警察・国家情報院に北のスパイと間違われて捕まったとする。「違う、私は日本人だ」と言ったら、「日本人なら漢字を書いてみろ」と言われるかもしれない。「金大中」や「中川順一」と書いて釈放してもらえれば良いが、「日本人ならシソーノーローを漢字で書け」と言われたらアウトだ。放っておくと大変なことになる歯槽膿漏で苦しまないためには、日頃の心がけが大切だと、歯医者さんは言っている。ソーはキヘンでローはニクヅキ。間違えないようにツキヘンと間違えて覚えよう。

平成の
三日坊主
ダイエット

歯周病予防でデブ予防

歯槽膿漏を含む歯周病患者に共通するのは、「カロリー過剰」「脂質過剰」「たんぱく質過剰」の食生活だという説がある。さらに、ビタミン、ミネラル、食物繊維の摂取が極度に不足している場合も多い、と。繊維質が多い食べ物が少なければ噛む回数も少なく、したがって唾液の分泌も少なく、それが口内環境を悪くし、歯周病菌の温床を作る。以上の観点から「歯周病は生活習慣病」と断言する歯医者さんもいる。

歯周病予防は毎日の歯磨きのほかに、過剰なカロリー摂取は避け、野菜などの繊維質のものをよく噛んでゆっくり食べる……なんだ、これは肥満予防ではないか。肥満の人の多くは高血圧になるが、血圧を下げる降圧剤が、副作用として歯肉を腫脹させることがあるようだ。生活習慣病の筆頭とも言える糖尿病は、免疫力を低下させるので、これも歯周病に罹りやすくなる。歯周病予防とデブ予防、そして生活習慣病予防はイコールというお話。

保険外

介護の現場は人手不足だという。大変な仕事だから人が集まらず、始終求人をしている。そのせいか、周囲の中年女性でも介護の仕事をしている人は多い。だが、続けるには大変な仕事のようだ。

それほど金を遣う客ではなかったのに閉店後も交流がある元銀座のママさんは、今は介護関係の仕事をしている。以前、会社帰りに毎晩のように寄っていた近所のスナックのママも、店を閉めて介護ヘルパーをしている。そういえば新宿の小料理屋のママも、閉店後、ヘルパーの資格試験を受けるとハガキをもらったっけ。

彼女たちはどうして、次の仕事に介護を選択するのだろうか。妻にそう聞いたら、「前の仕事だって、介護みたいなものじゃない」と言っていた。

そのことを別の飲み屋でママに話したら、中年の常連が横から「じゃあママ、今のうちに俺のオシメを替える練習をして」と言った。セクハラ発言で辞任した財務官僚が言っていた「飲み屋での言葉遊び」というのは、こういうことか。こんなオヤジは、身体拘束の練習台になってもらえば良い。

と、セクハラオヤジの悪口を書いたが、お前だって他人のことは言えないぞと注意された。以前、複数の女子大生が毎日日替わりでアルバイトに来ている時期があった。求人サイトに「出版編集」と書けば、まだ学生が集まる時代だった。インターン的に取材や打ち合わせに同行させ、昼飯や残業飯は、わりと美味いものをご馳走した。先輩編集者に「毎日、女子大生を連れ歩いていい気なもんだ」と注意されたので、「僕は子供がいないので、女子大生が可愛くて仕方ありません」と言ったら「嘘をつけ」と言われた。

確かに、たくさんのバイトを雇い優遇したのには魂胆があった。悪さをしようというのではない。子供のいない自分の老後を考えたからだ。若い頃叙々苑で壺漬けカルビをご馳走になったことを覚えていれば、一宿一飯の恩義で（泊まってはいないが）将来、孤独な要介護老人のところに遊びに来てくれるのではないかと、はかない期待を持ったからだ。

もちろん、親でもない年寄りの面倒を毎日みろとは言わない。1年に1回、数時間、施設に顔を出してくれればいい。1人、1年に1回にするには365人に壺漬けカルビをご馳走しなければならない。30年前の御礼で年に1度、ジイさんの話し相手になる。「来年はこの仕事なければいいな」と思いながら……という話は、女子大での講義ではゼッタイしてはいけないと言われた。録音され切り取られたら厄介なことになる。平成時代は、オヤジにとってキビシイ時代となったのである。口にしてはならない。いや、思ってもイケナイ。本当は、ここに書いてもイケナイ。

ところで、水商売と介護の類似性は不明だが、クラブやスナックの閉店理由が高齢化である場合は多い。ベテランのママに話し相手になってもらうのも悪くはないが、従業員全体が高齢化しているクラブは常連客にとっては深刻な問題だ。だが、馴染みの店だとなかなか改善要請を言い出せない。以前、カラオケで「ママの歌だよ」と言って『兄弟船』を

歌って出禁になりそうになったことがある。♪型は古いがシケには強い♪

一方、店にとって深刻なのは常連客の高齢化だ。近年、どこの会社もそう簡単に交際費を使えなくなっているが、それに加えて、交際費でクラブを覚えた世代もリタイアすれば店に寄ることがなくなる。退職後も律儀に顔を出してくれるお客も、若い時ほど飲まなくなる。店にとって長居をしない客は助かるが、カラオケとウーロン茶だけの客ばかりでは、女の子の給料は払えない。チャージを高くしても来店回数が少なければ売り上げは伸びない。

どうすればよいか。いっそのこと、店の方からお年寄りの家に行ってはどうか。キープボトルとウーロン茶とチャームとカラオケセットを持って、ホステスさんがお年寄りの家に行く。訪問介護。ホストチームも作ったら良い。

平成の事件とデータ

介護保険法

平成9年（1997年）

昭和時代に成立した老人福祉法の財政的破綻を受け、新たな高齢者福祉のシステムとして介護保険法が制定された。この頃、団塊の世代は50代となり、十数年後に大量の高齢者（65歳以上）が生まれることを踏まえてのことでもある。

同法は2005年（平成17年）に改正されるが、その後、団塊世代が60代となった2008年には後期高齢者医

高齢者人口比率の推移

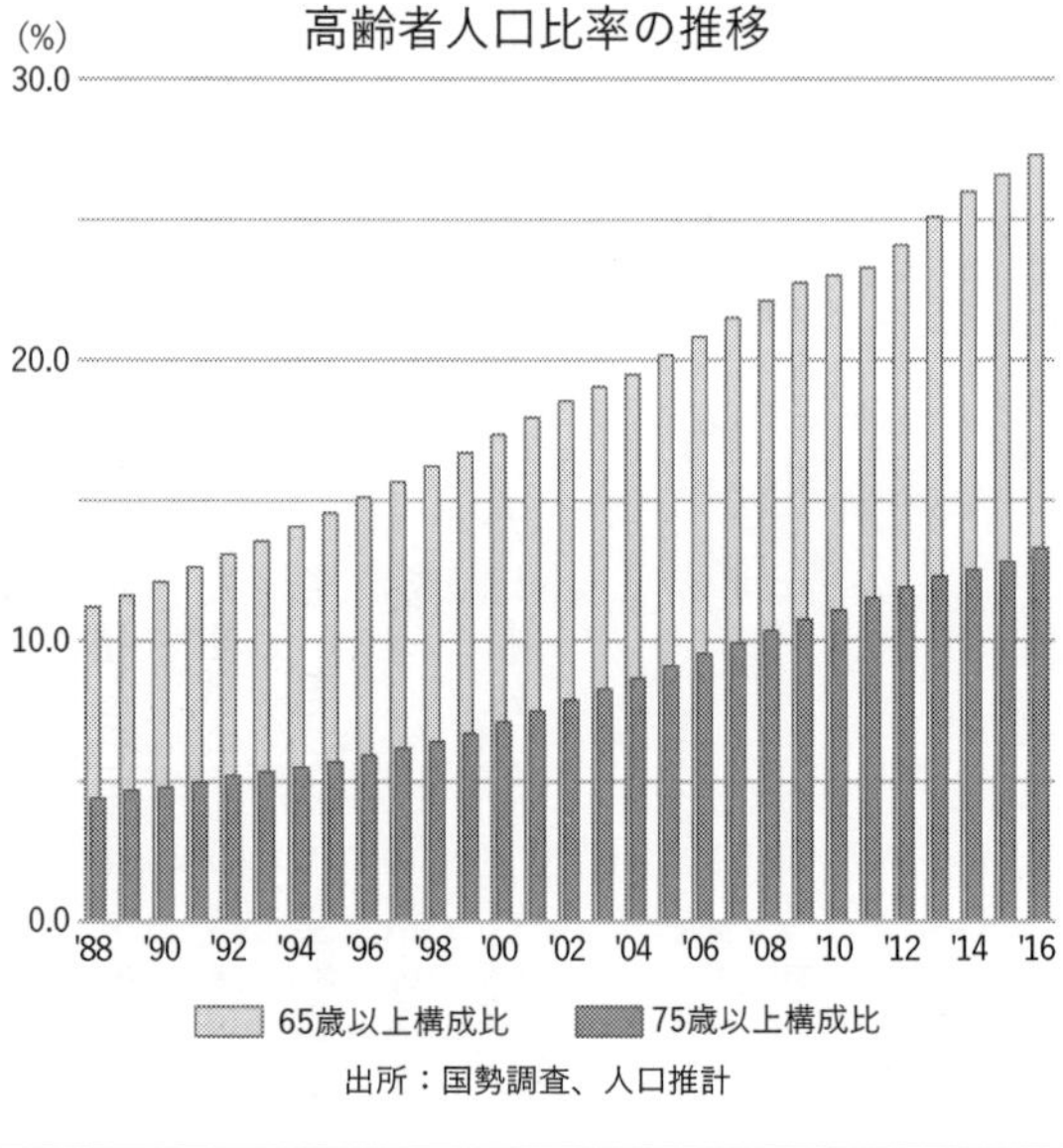

出所：国勢調査、人口推計

療制度が定められ、75歳以上の老人医療の諸制度はこちらに移行した。
「後期高齢者とは何事か」という批判に、当時の福田康夫首相は「長寿医療制度」と言い換えるよう指示したが、現在、厚労省のホームページでは堂々と「後期高齢者」と書かれている。統計同様、いつの間にかルールを変えたらしい。

老人ホーム在所者数の推移

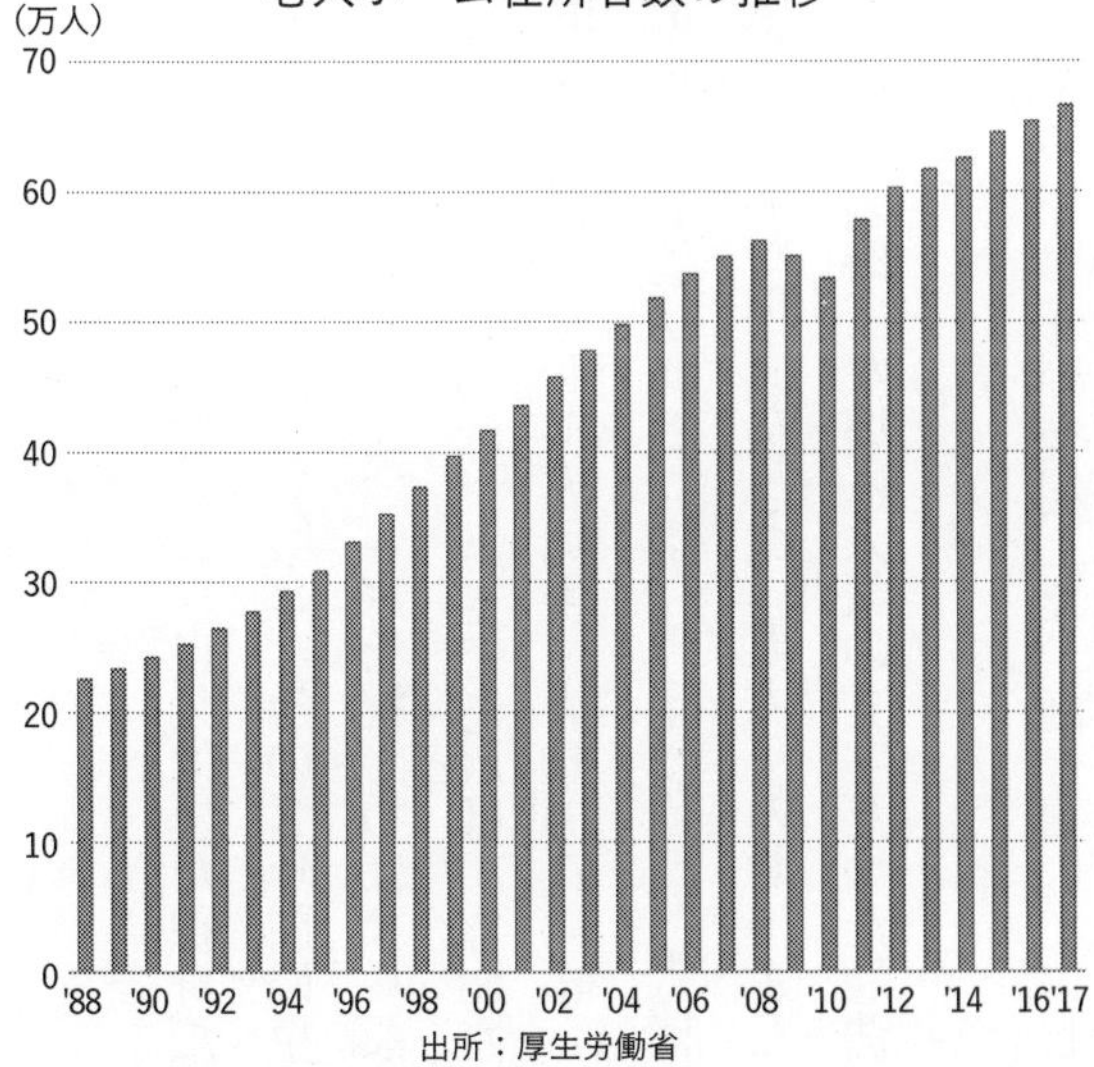

出所：厚生労働省

ネーミング

同い年の皇太子徳仁親王が結婚したのは1993年（平成5年）。自分はまだ独身だったので、友達に先を越された感じがした（会ったこともないけれど）。その3年前に皇太子の弟が先に結婚していたので、世間はいろいろうるさかった。「家を継がねばならない長男にはなかなか嫁が来ない」と言われる。格式高い名家のお世継ぎであれば、なおさらだろう。ようやく結婚すると、今度は「子供はいつだ」。平成初期は、結婚式で「早く子供を」というスピーチがまだ定番だった。最近それがなくなったのは、価値観の多様化、デリカシーへの理解、そしてできちゃった婚の増加が理由だろう。皇太子のお子さんは2001年に誕生し、愛子と命名される。「愛」は当時、女児に人気の文字だった。浩宮ご誕生の我々60年代前半には、浩や浩一が多かった。

我々が中学生だった70年代半ば、豊川誕というアイドルが登場した。誕と書いて「じょう」と読ませる。国語教師は「日本語の破壊だ」と怒っていたが、「誕には、でたらめを言うという意味もある」とも教えてくれた。平成ではさらに、妙な当て字の子供が増えてくる。緑夢（ぐりむ）、七音（どれみ）、希星（きらら）…平成後期、それらは「キラキラネーム」と呼ばれるようになった。戸籍には氏名の呼び方までは登録されないから、使用可能な漢字を用いる限りどう読むかの法的制限はないらしい。しかし「漢字本来の読み方を無視した、読み方の想像ができない名前は固有名詞としての役割を果たしていない」と、林修センセイも怒っている。

人の名に限らず、命名には思いや願いが込められるのがふつうである。だが、名前をつけたからそうなるというものではない。平成は「地平かに天成る」からとったそうだが、阪神・淡路大震災や東日本大震災に見舞われた。それを言うなら、昭和も「百姓昭明にして、萬邦を協和す」だが、大きな戦争をやらかした。つけられた名前の思いや願いを常に意識し続けることが大切だ。

平成の事件とデータ

人口減少社会

平成23年（２０１１年）

２０１１年が「人口が継続して減少する社会の始まりの年」であると統計局は発表している。前年２０１０年の国勢調査の推定値等をもとにしたもの。日本の人口は２００７年から10年まではほぼ横ばい、２０１１年に26万人の減少となり、その後減少が続いている。人口が減るのは子供が生まれないからである。

ところで、統計と言えば厚生労働省。同省の統計では２０１６年の出生数は97万６９７８人で、１００万人を割ったのは１８９９年（明治32年）の統計開始以来初。合計特殊出生率（１人の女性が出産可能とされる15歳から49歳までに産む子供の数の平均を示す）は、ここ数年１・３〜１・５の範囲で推移している。

人口対前年増加率の推移

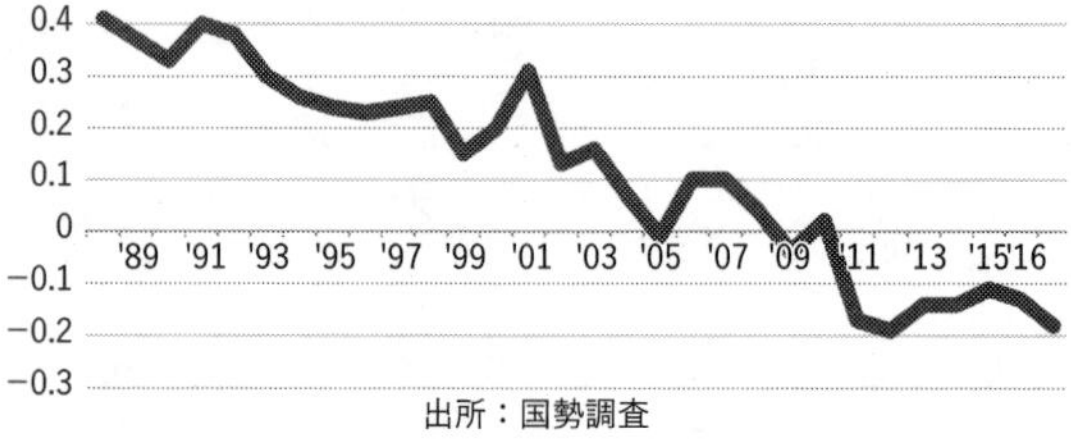

出所：国勢調査

また、婚姻率も下がっている。1971年頃は1000人につき年間10人は結婚したが、今は4～5人。そして1～2人は離婚している。ちなみに、離婚率が近年多少下がっているのは婚姻数が減っているからで、アベノミクスのおかげではない。統計の読み方は難しい。難しいから改竄もできる。

出生数と出生率（1000人あたり）

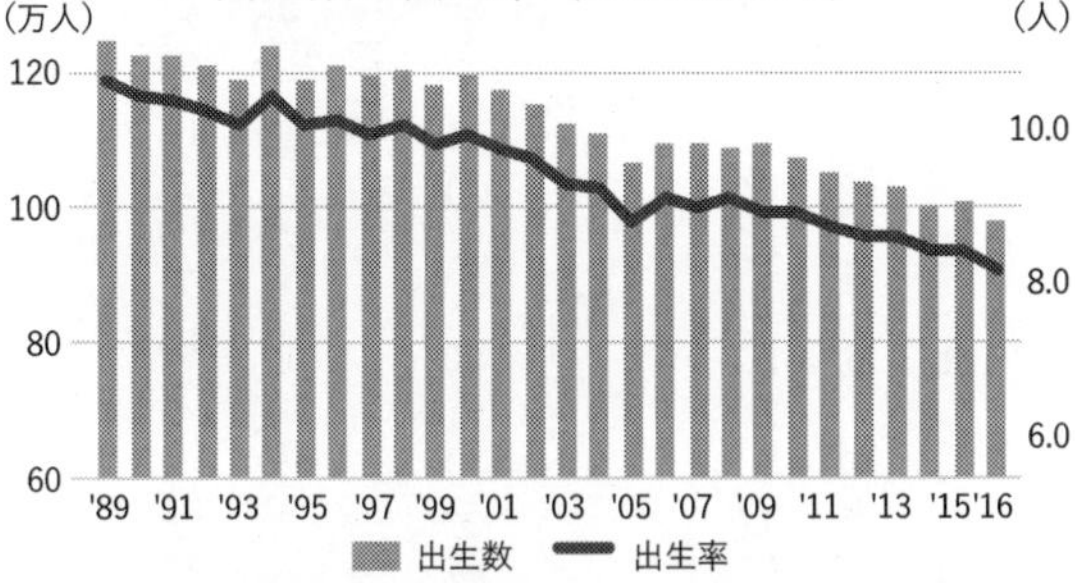

結婚・離婚の件数と率（1000人あたり）

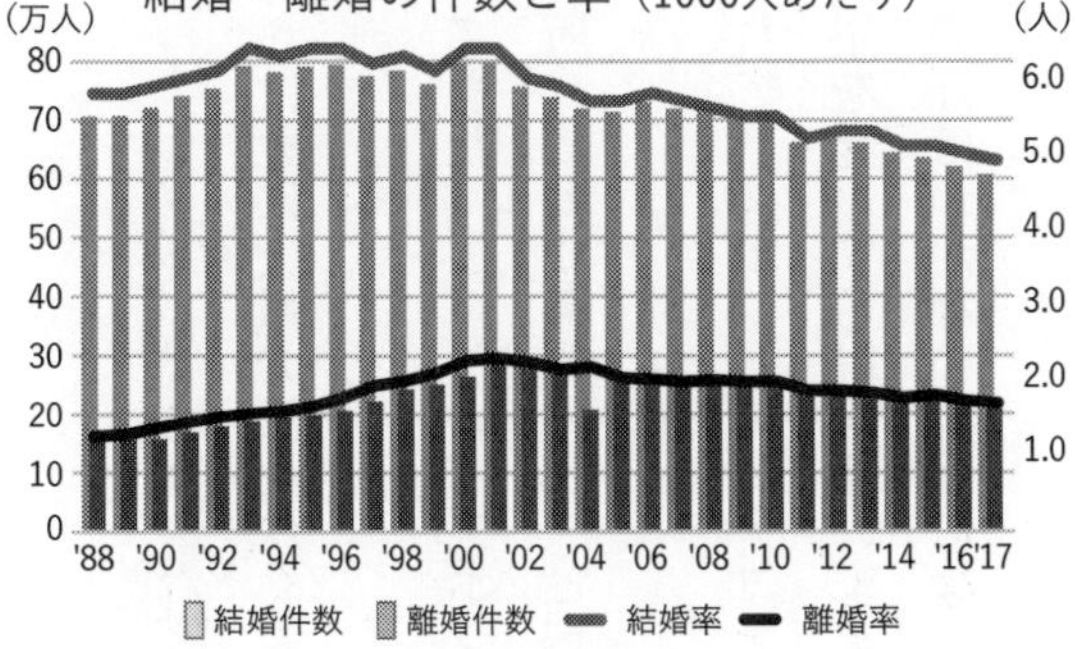

出所：厚生労働省

白いステテコ

結婚して少しして、妻は僕の夏の背広のズボンにはみな、汗ジミがあることに気付いた。20代の後半から、どういうわけか、夏になると太股やふくらはぎに大量の汗をかくようになったのだ。それがシミになることがある。

これをはきなさいと、妻はステテコのようなものを買ってきた。こんなの、ズボンを脱いだ時に格好が悪いと言ったら、「なぜ、お外でズボンを脱ぐ必要があるの？」と鋭い質問をされた。

命令に従って夏の間はそれをはくことにしたが、妻に隠れて、ズボンとステテコを瞬間的に一緒に脱ぐ練習をした。かなり上達したが、練習の成果を発表する場がないまま月日は流れた。そして、40代の後半以降は、シミをつくるほどの汗はかかないようになり、ステテコはもっぱら、防寒用になっている。

カレーうどん

新しいネクタイを締めた日に限って、昼飯にカレーうどんを食べてしまう。そして汁を飛ばしてネクタイにシミをつける。

最近はカレーうどん専門店があり、そこでは紙エプロンを出してくれる。おっさんが、よだれかけのようなものをつけて飯が食えるかよと思うが、それでもちゃんとつけるようにしている。

ネクタイを汚すのが嫌なのではない。家に帰って叱られるのが嫌なのだ。

口は災いのもと

生まれた時からのお喋りで子供の頃から損ばかりしている。新入社員の時、将来を案じてくれた上司が、「思ったことはすぐ口に出さず、頭の中で一度まわしてから話せ」と言われた。なるほどと思い実践したが、まわすと今度は遠心力がついてしまう。

たくさん喋る分、失言も多い。思えば、これまで幾度もお喋りで失敗した。口は災いのもとである。そしてその災いが、転じて福になったことは一度もない。そんなふうにして50年以上やってきたが、平成になってからの〝言葉狩り〟はすさまじく、今や、失言癖のある人間は財務大臣にならない限り生きていけない世の中である。

そんな僕でも、英語が喋れないから、海外旅行中は実に無口である。

人は得意なところで失敗する。不得意なことはやらないか、やっても慎重になる。慎重にやってもどうせ下手だから成果に対する期待もない。失敗しなければ成功である。しかし得意だと思うと、よりうまくやってみせようとして大きな失敗をする。元野球部や元陸上部のお父さんが、子供の運動会の父母リレーに出場して大転倒するのと同じだ。

お喋りだからあいつにやらせろということで、よく司会などを頼まれる。自慢じゃないが滑舌は良い方だ。だが、得意になるとまた失敗すると、ある時からちゃんと台本をつくり、その通りにやるようにしている。その場で思いついたことを言うと、大うけするか大失敗となる。歳をとって、リスクをとらなくなったのである。

歳をとって滑舌も往年のようではない。もっとも、急に滑舌が悪くなったら病気の心配があるから医者に行った方が良いらしい。そして夜の街で呂律がまわらなくなった時は、早く勘定をすませて家に帰らねばならない。

よく噛んで食べなさいといつも言われる。早食いだから大食いし太るのだそうだ。

よく考えてから喋りなさいといつも言われる。たくさん喋るから失言リスクが増えるのだそうだ。よく噛んでいたら喋る時間がない。喋らずに息を吸う方法を早急に身につけね

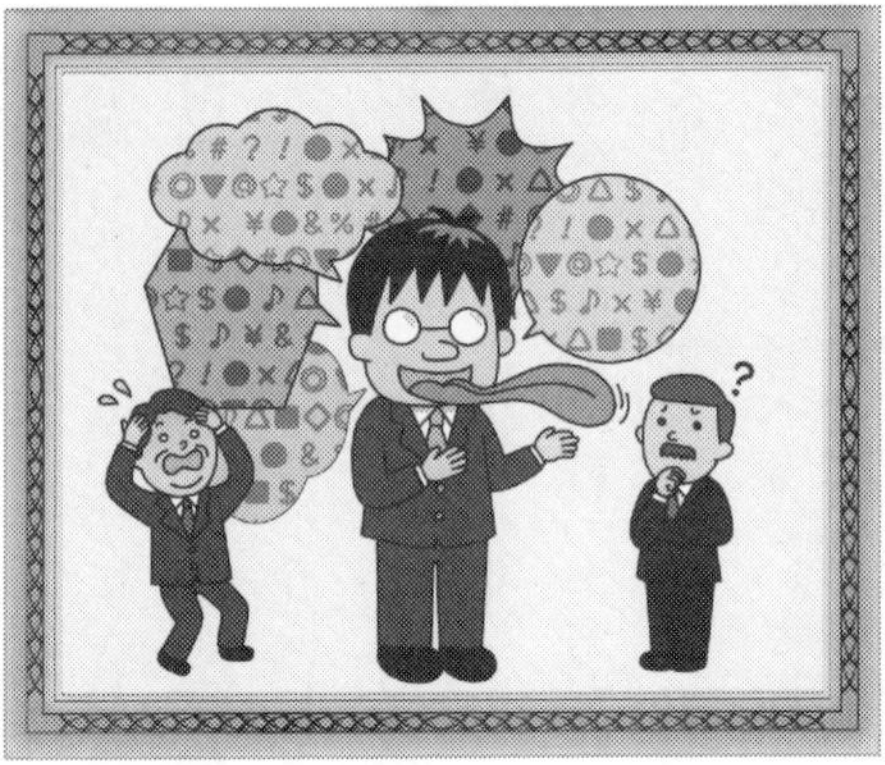

ばならない。昨夜も失敗した。失言レストラン。

喋りの失敗を防ぐのに、レコーディングダイエットの方法が応用できると思いついた。無駄な間食をメモに残し、読み返して反省することで間食を減らすあれだ。

早速、昨日の無駄口をメモってみる。ミットモナイ、ナサケナイ。2つ書いたところで、強烈な自己嫌悪に襲われる。この方法は、同時にやせることもできるかもしれないが、過酷すぎて相当身体に悪い。

平成の
三日坊主
ダイエット

舌で健康チェック?

発音が明瞭で、すらすらと噛んだりせず話せることを「滑舌が良い」と言う。舌が滑らかということ。反対の「滑舌が悪い」状態で、特に舌の筋肉がうまく働かなくなっているのが「呂律(ろれつ)がまわらない」。酔っぱらった時などの状態。滑舌は脳や耳の状態を知るバロメーターで、脳の病気になったり、その兆候がある時、急に滑舌が悪くなることがある。また、高齢者では耳が悪くなったことにより滑舌が悪くなることもある。酔ってもいないのに呂律がまわらないのは完全に病気だが、近ごろ急に滑舌が悪くなったと感じたら、脳の検査を受けた方が良いらしい。

また日頃から滑舌のトレーニングをすることは、脳に刺激を与え老化の防止にもなる。違和感の発見にも役立つ。朝晩、「あいうえお」と五十音を声を出してはっきり発音してみると良いというのでやってみたら調子が良いので、調子に乗って早口言葉をやって舌を噛んだ。

二丁目の夕日

20代の女性の雑談を座談風にまとめた原稿を書いた。ご本人たちのチェックを受けたら「なんだか原稿が、オネエ風だ」と言う。

30数年間、筆一本とペラペラ喋って誤魔化しながら食ってきたベテランライターに向かって、素人の小娘が何を言うかと思ったが、改めて原稿を読み返すと、確かにそんな気がする。「そうだわ」とか書いている。

最近の若い連中では、男女の話し言葉に差異はなくなっている。彼女らは平気で「焼肉がうまい」「この味やばい」と言っている。それを、書き言葉で無理やり「女」にしようとするから新宿二丁目の香りが入る。「この焼肉、うまいわ」。

話し言葉に差異はなくても、それを文章にした時男女の区別がわかるようにする、それがプロの文筆業者というものだ。わかったよ、直せば良いんだろうとやり直そうとしたが、どうも難しい。他の締め切りも迫っているから、とりあえずその仕事は、発言者と同年代の女性社員にまかせた。すると、簡単に済ませて返してきた。「語尾の変なところだけ直しました。」「変って、どんなところだ？」「ね、とか、わ、とか、変な体言止め」。

なるほど。30数年間、筆一本とペラペラ喋って誤魔化しながら食ってきたが、もう20代向け原稿は書けないのだろうか。王貞治も千代の富士も、このような気持ちで引退していったのだろうと思うわ。

ＹｏｕＴｕｂｅで70年代のドラマを見つけて懐かしく観ていた。「それが大人の恋愛というものよ」。良いね、栗原小巻。しかし、今の女子はそんな言葉はつかわない。木下恵介の台本を現代の諸君が読んだら、主人公の女性は70歳のおばあさんだと思うだろう。現代の男と女の会話をそのまま文字にしたら、竹脇無我はどっちが自分のセリフかわからないに違いない。

そうか。今や、会話で「そうよ」「あら」「まぁ」と言うのは、おばあさんとオネエさんだけということか。

新入社員の頃、先輩が、新商品の説明パンフに載せるマンガを作った。家に届いた新しい商品を見て、小学生の女の子が「まぁ、素敵」と言う。「先輩、今の小学生はこんな言葉は使いません」と言ったが、聞き入れてもらえずパンフは印刷された。

プレゼントを開けて思わず「素敵」と言うのは、二丁目のネエさんだけだと、アタシは思うの。でも、女性の話し言葉を書き言葉にしようとすると、オネエになるのよ（いかん、クセになってきた）。二葉亭四迷が『浮雲』を発表したのは1887年（明治20年）のことである。この頃からやっている言文一致運動は、いまだに未完成なのであろう。

明治33年生まれの祖父のところに来たハガキに「候」と書いてあるのを見たことがある。昭和50年代のことだ。今、候文は見ないが、20代の連中から見れば、僕の原稿も、昔の人の文章なのだろうか。

おことわりと長いあとがき

「この物語はフィクションであり、実在の人物とは関係ありません」の一文を、僕が書いて人に読ませるコラムには必ず入れるよう妻に強く要求されたことがある。

身近な人をネタに使うのはよくやることだが、ウケようとして話を「盛る」こともある。妻は「コラムに登場するような中川の妻はこの世に存在しない」と言うし、教養ある読者はみなわかっている。まあ、ときどき「言葉通り」にしか理解しない人もいて困ることもあるが、著者である中川順一は、実際は長身でやせたクールな二枚目であることは、ここまで読んでくれた教養あるあなたならわかっているよね。

昔、私小説というジャンルがあった。私小説家を家族や友人知人に持った人は大変だったろう。家に下宿させた女弟子を好きになってしまい、彼女が家を出た後、その蒲団をクンクン嗅いだということを何度も推敲して書き上げて印刷出版してしまう人間の妻や従業員でなくてホントによかったろお前ら、と僕は周囲の人間に言いたい。

しかし、恥ずかしい自分の話を書いても、それで名を成せば周囲から勘弁してもらえるのかも。群馬県民が暗唱する「上毛かるた」の「ほ」の札は「誇る文豪　田山花袋」。

こういうコラムを書き始めたのは31歳の時からである。会社を辞めて独立し、最初はわりとヒマだった。独身だったので、女の子にソデにされる話をよく書いた。まだメタボの心配はなかったのである。しかし月日はあっという間にたつ。30代が無為にすぎ、さらに無為に過ごして49歳の誕生日を迎えた。その日のことをコラムに書いた。

「ヨンジュークである。大変なことである。ヘレン・ケラーでさえ、三重苦である。もう一つの苦は何ですかとスタッフが聞くが、教えない。

思えば惑い多く恥の多い40代であった。腹が出て借金が増えたただけの40代であった。あと1年で挽回することは不可能ではあるが、これを引きずったままの50代も格好がつかないからと、決意を新たに、朝、近所の諏訪神社に参拝した」

そう書いたが、それからまた無為に10年がすぎようとしている。平成は30年をすぎた。

２０１９年（平成31年）２月、お世話になっている方々に、以下の文面のはがきを出した。

「平生は大変お世話になります。平成の最後の年をいかがお迎えでしょうか。振り返れば、とても平静ではいられないことも多々あり、弊政も、あげたらきりがない時代でした。春にやってくる新しい時代に、兵制の心配がないことを願い、清々とした時代となるよう、できることを精々頑張りたいと思います」

何人からか「〝弊政〟という言葉があるんだね」とメールがきた。ある。言葉だけじゃなく……は、本書の趣旨ではないので書かない。はがきの返信がメールやラインだったりすることが、平成末の風景だ。

昭和35年生まれの僕は、畏れ多くもかしこくも、５月に天皇に即位される方と同い年である。だからどうというわけではないが、同じ時代を生きてきた。環境は大いに違うけど。大阪万博は観に行ったが、東京オリンピックの記憶はあまりない。若い頃はダブルのソフトスーツも着たし、目白のおでん屋にも高田馬場のイタリヤ飯屋にも行き、周囲に心配されながら遅い結婚もした。

近しい先輩や同期が定年を迎える中、あの方は新しい仕事に就かれる。国民の健康と国家の平和をひたすら祈る職業だ。若い頃は、会ったこともないのに何だよあいつと思ったりしたが、還暦間近まで一緒の時代を歩んだと思うと親近感も湧いてくる。新しい仕事を、あの方はこれから30年は続けるのだろう。30年は長いようだが、あっという間でもある。

昔、帝国陸軍の奴らは、自分たちの利益のためにあの方の家を利用した。似たような奴が増えている昨今、うっかり〝親近感〟だの〝あいつ〟などと書くと不敬を問われかねない。そのような時代にならないように、一庶民としては、ひたすら日々の健康と平和を祈るしかない。「祈るだけじゃダメなんだよな」と酒場でつぶやきながら。

2019年4月

中川順一

中川順一（なかがわ・じゅんいち）
企業広報アドバイザー、駒沢女子大学非常勤講師、諏訪書房代表。1960年生まれ。中央大学文学部卒後、廣済堂産報出版入社。1992年にノラ・コミュニケーションズ（諏訪書房）を設立し同社代表取締役。広報企画、講演、コラム執筆のほか、中央大学生涯学習講座などで「自分史」講座の講師なども務める。

とてもヘイセイではいられない
――健康と平和をもとめて

二〇一九年五月三十一日　第一刷発行

著　者　中川順一
発行者　中川順一
発行所　諏訪書房
株式会社 ノラ・コミュニケーションズ
郵便番号一六九ー〇〇七五
東京都新宿区高田馬場二ー一四ー六
電　話　〇三（三二〇四）九四〇一
ＦＡＸ　〇三（三二〇四）九四〇二
メール　info@noracomi.co.jp
印刷所　株式会社善光堂印刷所

定価はカバーに表示してあります。
乱丁・落丁の場合はお取り替えいたします。購入された書店名を明記して小社宛にお送りください。
本書の一部あるいは全部を無断で複写・複製することは、法律で認められた場合を除き、著作権の侵害となります。

© Junichi Nakagawa 2019, Printed in Japan
ISBN978-4-903948-81-2 C0095

諏訪書房新書の刊行にあたって

ある大学教授が数万冊の蔵書を遺して逝った。さまざまなジャンルにわたる膨大な数の本一冊一冊は、それぞれ何の目的で書棚に納められたのか、それをすべて推測することはできない。

しかし、それでも膨大な数の本は遺った。仮に当人にとって目的を達することができなかった本であっても、別の者の評価を待つために本は遺る。所有者がいなくなり、著者編者がこの世に存在しなくなっても、本は遺るのである。

インターネットの普及とデジタル技術の進歩が、情報の送受信を容易化した。大量な情報の加工も保存も、デジタルならば素早く簡単にでき、しかもインターネットで得られる情報の大半は無料である。その結果、情報媒体としての本の持つ価値は相対化し、かつては堅牢に見えた出版流通も大きく変化した。今日もおびただしい量の書籍が発行されているが、事業としての出版をめぐる環境は大きく変わったのである。小資本による出版事業は、ますます困難な時代となっている。

それでも、本にこだわりたい。今後も一層普及するであろうインターネットを、広報や流通決済の手段に用い、デジタル技術を活用することで、より多くの情報を本の形で加工し保存することはできないか——次の主を待つ膨大な数の本の前でそれを考えた。そして、まずは走りながら考えようと、ジャンルを問わずさまざまな情報を本の体裁で加工、保存していくことにした。

数万冊の蔵書が保管された場所の界隈は、昔、諏訪町と呼ばれていたという。そこで、本のシリーズ名を諏訪書房新書と名づけた。ここでの新書とは、本のサイズではなく、新しい書籍出版形態をめざす意気込みのことだとご理解願いたい。

（二〇〇七年十一月）